大展好書 好書大展

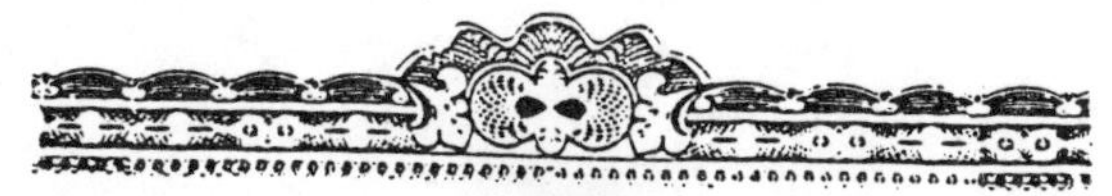

從星座透視健康

席拉・吉蒂斯／著
劉名揚／譯

前言

西元一九六四年，在成為專業占星家之初，我就明瞭自己有心致力於協助人們解決問題。因此，我同時也接受了健康輔導的訓練。

本書中所提出的出生圖表，提供人們深入了解本身內在性格的管道。對於受過專業訓練的占星家來說，本圖表正好可以協助他們了解客户本身的問題所在。

我在『占星與自我成長』一書中，曾描述過的問題，大都可以靠著自我的認識迎双而解。不過，在本書裡，我則專門談論與健康相關的事情。

在成為占星家的二十年前，我嫁給一位天生的治療師。他多年來就專注於替代性的醫療技術上。

我們發現：不論是我的占星知識或是輔導經驗，都成為協助病患的一種重要利器。當然，我們也因此而致富。

現代生活中無不充斥著怨恨、憤怒和挫折感。這些不適，甚至毀滅性的情緒，積壓在心中，無處可渲洩，最後，使得身體陷入緊張壓力之中而動彈不得。顯然，人們的健康早已亮起了紅燈。此刻，健康輔導工作，便被視為是醫療服務中最重要的一環。

現今，互補醫藥協會堅信：想要成為專業的治療師，就必須接受健康輔導方面的訓練。此外，為大衆而設立的一些慈善醫療機構，也提供身心輔導的服務，並且當作治療的基本項目之一。

然而，有許多身體上的小毛病，可以利用一至多種的治療方法來醫治，有些問題更可以在家中自行處理，完全沒有安全上的顧慮。不過，一旦自行治療無法產生顯著的效果，就必須轉向合法立案的醫療中心，接受進一步的治療。本書尾篇中，附有詳盡的資訊，提供讀者參考。

本書的使用方法

如果你本身很明顯地是屬於火象星座，就應該參閱描寫火象星座的部份——包括牡羊座、獅子座和射手座。其他三位一組的星象組合，有包括金牛座、處女座和魔羯座的土象星座；包括雙子座，天秤座和水瓶座之風象星座；以及由巨蟹座、天蠍座和雙魚座所組成的水象星座。原則上，屬於同象星座的人，都有相似的運勢和個性。

我衷心希望讀者大衆，能詳加閱讀所有治療法的說明，然後再尋找出適合自己的方法。如果你想知道健康中心或機構的進一步資料，可以參閱本書末尾附註篇。

如果你不知道自己的出生圖表（除了依據太陽所處位置的判斷方法外），但是身體某部位又產生問題時，可以閱讀支配身體各部位的星座資料。以下列出各星座所支配的身體部位：

牡羊座　　頭部、大腦組織、腎上腺

金牛座　頸部、喉嚨、耳咽管、甲狀腺、頸椎骨
雙子座　手、手臂、肩膀、肺部、神經系統
巨蟹座　胸部、胃、消化系統
獅子座　心臟、脊椎、膽囊
處女座　腹部、腸、內臟
天秤座　腰部、腎臟與其組織
天蠍座　骨盤、生殖器官、前列腺、直腸
射手座　臀部、大腿、肝臟與其組織
魔羯座　膝蓋、骨骼、牙齒、皮膚、骨骼組織
水瓶座　腳踝、足脛、循環系統
雙魚座　足部、十二指腸、腦下垂體

即使有些人知道了自己的星座個性，但是在他們的出生圖表中，可能還會列出一些與本身普遍特質無關的健康方面之弱點。舉例來說，我本身具有強烈的水

象、土象星座性格，我同時也具有深受火星影響的牡羊座個性，而且眼部時有毛病產生（牡羊座支配頭部）。就上述情況而言，我則必須尋找適用於牡羊座的治療方法才行。本書的索引提供了快速便捷的參考資料。

面對健康應有的態度

你如何看待自身的健康，並且以何種方式來治療疾病，是一件非常重要之事。大多數的治療師都曉得：有些就診的病患，期待只接受一種治療方式就可以痊癒；有些病患則四處求醫，病痛卻毫無起色。後者的通病，就是期待治療師有如神仙一般，只要魔杖一揮，就能使他們病痛全消。其實，這些人並不清楚自己也有能力可以為本身的健康盡點心力。只要有智慧地找出問題所在，然後再小心謹慎地不使疾病惡化，就能夠控制病情。就好比治療師診斷出病人得病的主因，源自不正確的飲食習慣。

倘若病人只一味想接受另一種治療方式，卻不願反省自己，矯正飲食習慣，就算治療師的醫術再如何高明，也只是徒勞無功。因此，病患本身的合作意願，

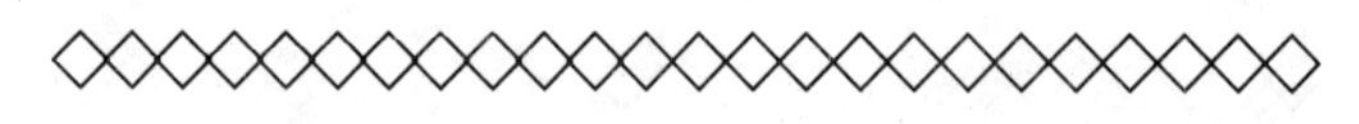

實扮演著重要的角色。

如果讀者們在閱讀本書之際，能有如此的先見，將可以預防病症的產生。再者，若能充分掌握本身的內在性格，就能適當地調整適合自己的養生之道，自然而然也就可以擁有一生的健康與快樂。

本書作者席拉・吉蒂斯（Sheila Geddes）

投身占星事業已有多年，並且在舉世聞名的大英占星研究學院擔任秘書長一職。她不但參與教學工作，而且也為學院設計考題，以評鑑來自世界各地的占星家資格。此外，作者也廣泛地演講有關占星學的各個領域。

席拉・吉蒂斯之作品有：

——『占星與自我成長』、『占星的藝術』

本書謹獻給Alec

我要感謝所有受訪的咨詢顧問，對於允許本人引用其作品一事，深表銘謝之意。同時，我也要感謝Constance D.L.協助校對拙著有關射電電子療法一節的內容。對於各方所提供之寶貴意見與幫忙，本人在此衷心感謝。

作者的話

當拙著『從星座透視健康』一書在市面銷售一空時，各方讀者曾紛紛來函向我索取此書原稿。如今，值得慶幸的是出版商已同意再版此書，以不負讀者所望。原版『從星座透視健康』一書中，有許多彌足珍貴的重要資料，仍廣為本版所採用。本書所傳達的基本要義不變。不過，近十年來，互補醫藥的領域改變甚鉅，我仍誠心盼望能有機會更新或補充所引用的資料，使本書內容不斷翻新，更符合潮流。

目前的治療方法已有許多廣為大衆接受，就連醫學各界也漸漸援用這些方法。如今，本書所列舉的治療法，已有臨床治療醫師採用。

目錄

第三章　養生之道

第四章　十二星座的秘密

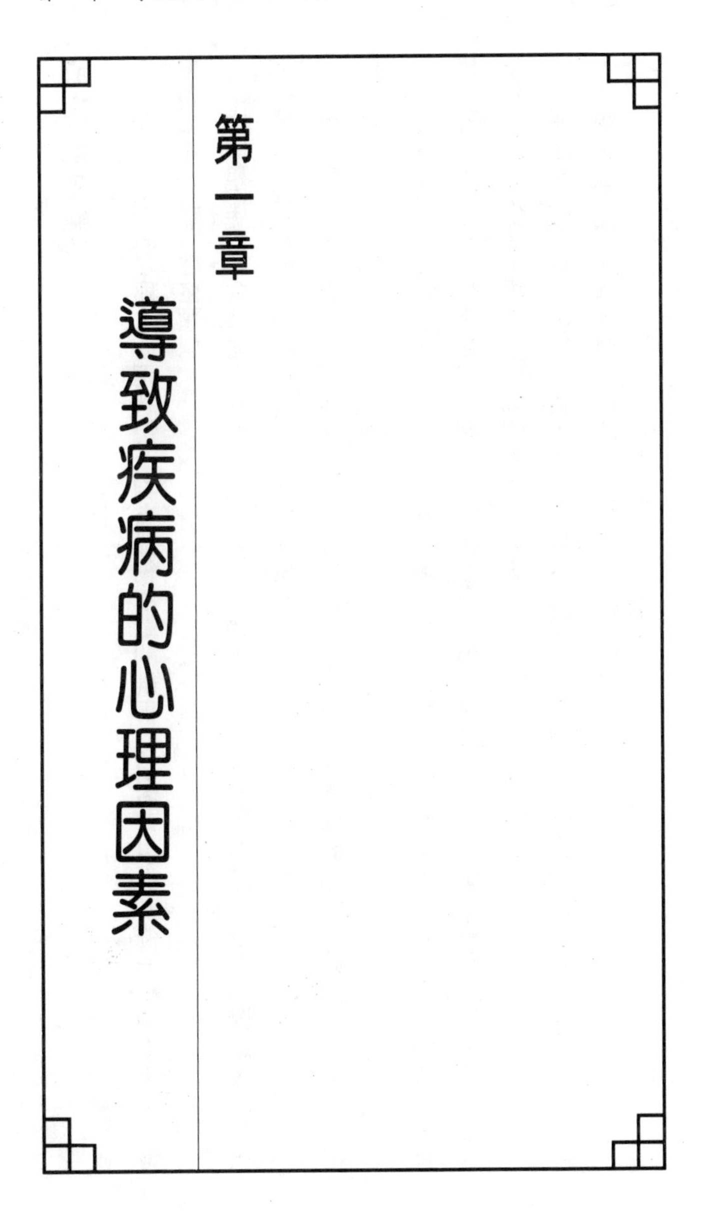

第一章

導致疾病的心理因素

心理面面觀

本書針對各星座之心理狀況，均有詳細清楚的剖析。讀者可以從三位一組的星象中，獲得各星座一般的性格類型。

火象星座，蘊含著過人的精力和能量。不過，體力一旦濫用無度，就容易罹患疾病，例如一些突發性病症，發燒或是主要器官之過勞。

地象星座，現實而又固執的性格，有罹患感冒以及身體僵硬的傾向，甚至會有不良於行的可能。

風象星座，支配著肺部和神經系統。屬於此星象組的人，有時容易產生不安的情緒，有罹患神經方面的疾病之傾向；此外，他們還容易因爭執或遇到不如意之事而感到煩悶。這種情形往往會導致罹患身心相關的疾病，以逃避面對不愉快的事實。

水象星座，通常感情脆弱，敏感而且具有同情心。因此，他們很容易擔憂或懷疑。同時，他們也很害怕，甚至幻想自己得了精神方面的疾病。

導致身體不健康的起因

造成健康不佳的因素不下數十種。即使我們事前再怎麼小心預防，以降低患病的可能，但是諸如休克、意外事故，以及傳染病的發生，卻似乎是無可避免的。

然而，其他如煩悶無聊、自私心理、怨恨、挫折感、恐懼（擔心老化、孤獨、害怕未知之事的發生等），以及因不當的飲食習慣所引起的體力耗盡，卻是可以完全避免的。至於體力之所以殆盡，可能是由於抽煙、不良的養生方式，或過於勞動所致，其中，當然也包括了虐待身體。

身心相關的疾病

我們要知道，有些人之所以生病，是由於本身的意願所致。我曾經指出這是病患想逃避不愉快的現實生活所產生的心態。其他廣為醫學界所認同的心理，還包括：避免做決定，害怕失敗（如果我因為生病而無法參加考試，那麼我就不能算是考試失敗），為了引起他人的注意和關心（因此可以避免孤獨），為人驗證他人對自己的情感（我先生會為我做任何事情）

，或者是要讓別人對自己卑躬屈膝（一種壓迫性的愛）。

怨恨通常是一種權威情結（Power Complex）的表現。我們都曾聽聞過有些母親即使臥病在床，卻仍然對家人頤指氣使的事實。

多年前，我曾經有過一夜沒睡的經驗（隔天根本無法工作），當時的我正忙於應付一名因酗酒而神智不清的女性。事實上，那名女士有服用禁藥的跡象，因此無法接受任何的輔導與幫助。結果，可怕的事終於來臨了。

當時，她攻擊我和我先生，並且堅持要在午夜裡打電話給她的上司，好辱罵他一番。我和先生試著使她安靜下來，並且把她抬到床上，讓她享受一夜香醇的睡眠。我永遠也忘不了，當她隔天醒來，得知昨晚之事對我的影響後，所露出得意的笑容。那笑容明白地表示著「看看我對妳所做的事」。顯然，自此以後，沒有人能再帶給我這種震撼力。

另一個身心相關的疾病例子，則發生在一名年輕人身上。

這位年輕人老愛抱怨自己的雙腿酸痛無力，可是，我先生卻一直找不出他的雙腿有任何異樣，於是，他便把這個個案交由我來處理。在短期間內，我利用形態心理分析法（Gestalt techniques），才發現這名年輕人有一個根深蒂固的心理問題。但是，由於我當時無法接手這件需要長期治療的個案，所以便安排他去接受另一名治療師的診斷。診斷的結果正好和我當初的發現一致。

原來，這名患者的父親非常有才氣，並且對自己的兒子寄予厚望。然而事與願違，這名年輕患者，卻無力滿足父親的深切期盼；自然而然地，他以患病為由，替自己的無能為力找個藉口（甚至還可以因此避免去面對失敗的殘酷事實）。

當然，他一直認為自己的腿真的出了毛病。事實上，這只是艾利克・伯納（Eric Berne）所稱的「木製腿」（Wooden leg）的典型案例（沒有人會對有木製腿的人寄予任何期望的）。

有些疾病則是因為慾望所產生的，或許我應該說是因為強迫自己去取悅他人而引起的。這類案例之所以發生，往往是因為個人不願辜負雙親的厚望所致。有些人的父母親，也許早已離開人世，但是他們卻仍然謹記著父母的諄諄教誨而度過一生，並且試著去開創一番事業，以慰父母在天之靈。他們希望能繼承雙親的遺志，努力去完成他們的心願。

曾經有一名女士接受我先生的診療，她一直認為自己非得靠外物支撐，否則無法行走。這一次，我先生仍然無法從她身上發現任何異樣。不過，他懷疑這名患者，因為心理因素才會產生身體障礙。隨後，我便詢問這名女士一些問題，並表示想為她排出一份出生圖表。得到她的首肯後，她卻只將出生的月份和日期告訴我——

「妳是那一年出生的？」我問道。

她凝望著我許久，才說出「妳認為我幾歲了呢？」

「我不曉得」我回答著。

「如果我說我已五十六歲，其實也沒有什麼差別。」「我今年六十歲了。」

聽她說話的口氣，似乎表示活到那把年紀是一件非常嚴重的事情。於是，我們便一同從她的家族史談起；結果發現她的母親過世時，正好是五十九歲。

我可以想像得到先前她為何視六十歲為高齡的原因了。

我又問這位女士：「妳一直都是如此精神緊繃嗎？」

「是的，」她回答：「小時候，母親就時常對我說不要太緊張，她還說她有一位朋友就是因為一直緊張不安，最後導致無法行走。」

對我而言，這名患者的病源已十分清楚地呈現出來。我一直努力使她了解到她對自己的所做所為，然而，我的苦心還是白費。

從此之後，我就再也沒有見過她（或許是她不想面對真相），我只能猜想這名女士一直想取悅自己已過世的母親，並且希望像母親一樣在五十九歲時就離間人世。但是，在無法達成這個心願後，她寧願使自己生病。這名病患一點也不願意去了解自己的行為，已經嚴重地傷害了身體，也許她希望這樣一來，可以將先生留在身旁照顧她。

許多人以為如果醫生告訴他們已患了身心相關的疾病時，會說「這是你的想像力作祟所造成的」。然而，事實卻不然。我們對自己的所做所為，確實會令身體不適或者疼痛。例如，長期呈現緊繃狀態的肌肉，遲早會發生疼痛現象；如果我們不加以注意，還繼續讓肌肉緊繃下去，最後終究會造成身體僵硬，無法活動。

另一方面，倘若我們時常置身於緊張狀態下——例如，將情緒積壓在心底不發洩，長久工作過度，凡事沒有量力而為——上述的情況，都是受到了心理因素的影響而引發疾病的，這就是所謂的身心相關的疾病。

我們曾經針對許多廣場恐懼症的病例記錄做過分析，結果發現這種病症往往與婚姻伴侶息息相關。

大約有半數的案例，是由於伴侶彼此相處不融洽所導致的結果。然而，患有廣場恐懼症的伴侶，似乎只一味地逃避現實，而不願以積極的態度來處理問題。結果通常是其中一位離家出走，深深地影響了另一方。

至少有二件案例顯示，廣場恐懼症的產生，是由於被愛的一方不告而別。不過，其中有一件病例卻顯示，一旦出走的伴侶又回到家中，另一位患有廣場恐懼症的伴侶，就會不藥而癒。另外一件例子的發生原因，是因為一名女性在懷孕期間，碰巧先生短期間出遠門，而產生廣場恐懼症。

至於關節炎，似乎一直都被認為是身體上的疾病。然而，在我們接觸過的病例中，明白地顯示，有許多的關節炎患者，在病情有所改善之時，往往都缺乏意志力或自動自發的精神，繼續來接受治療。

我們曾經收過一張傳達著秘密訊息的卡片，上面寫著「這名患者的自我意識十分強烈，只有在忘記自己的時候，才會恢復正常」，另外一行字，則顯示「她非常的自我，卻沒有足夠的發洩管道」。這名病患的病情進步相當神速。她一再表達要找工作的意願，卻從來都沒有付諸行動過。後來她的先生要求她再回到我們這裡，接受一般性的心理建設。她雖然滿口答應，卻從未信守諾言。

從前，她和母親同住時，就因為年邁的母親有著獨裁的個性，使得她生活備感壓力。諸如此類的緊張壓力，往往是引發關節炎或相關疾病的導火線。

支氣管炎，一直被視為「英國人之病」（English disease），迄今仍然盛行不衰，反而是其他相關的疾病，如肺結核則有大幅減少的趨勢。西方世界的文明病例，如癌症、心臟病（以及關節炎）等都與生活中所承受的壓力有密切的關係。至於心臟方面的問題，通常較容易發生在火象星座的身上（他們時常受到壓力的影響而工作過度）。反觀癌症則較容易發生在那些從不發洩緊張情緒的人身上（地象星座的人最為明顯）。

不過，癌症是種相當特殊的疾病，發生的原因也不只一種，在沒有任何明顯的徵兆下，身體內的細胞作用就起了變化。

根據我們多年的經驗發現，有許多的癌症病患，經過治療都可以完全康復。這幾乎是由於人們正視了自己的病症，並且接受可以治好的保證後，於是就輕而易舉地將病痛拋諸腦後所致。

紀培拉·杜賓斯（Zipporah Dobyns），就曾舉過一個例子。這個案例中的主角得了數次的癌症，她每一次都決定自行處理。她所使用的治療方式很簡單，就是獨自外出，徜徉在陽光下鬆弛自我，並且忘卻那些可能會傷害她的人。她同時也發現自己那些已長大成人的子女，都很有能力安排自己的生活，於是便下定決心，不插手過問他們的將來，也不用費神替他們過分操心。她的自我醫療，每次都奏效，並且沒有就診的必要。

上述的案例可以支持我們的治療經驗。我們認為大多數的癌症發生，都是受到心理因素的影響；然而，有些癌症還是最容易治癒的疾病。有關心臟疾病和關節炎的部分，在接下來的章節中會加以討論。

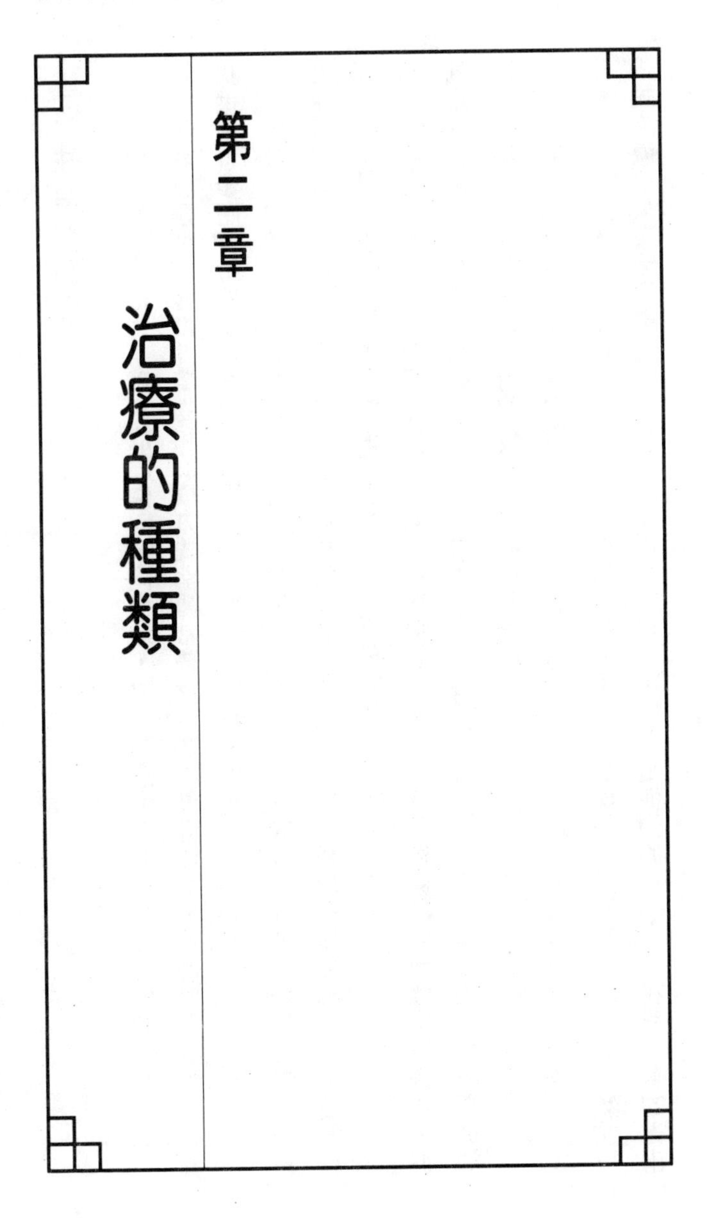

第二章　治療的種類

替換性藥物醫療

每個星座都有罹患某種病症的傾向，同樣地，對於某些治療方式的接受程度也有差異。目前，許多類型的替換性藥物和治療方式都非常普及。在本書附錄中，我也列入這方面的資訊供讀者參閱，對於安全合適的治療方法，都有詳細的說明。

所謂的傳統醫藥或是對症療法所用的藥物，大都含有痲藥成分。許多就診的患者，紛紛要求找尋病因的情況，往往令各科診療醫師大感吃不消。一般的醫師只能做到對症下藥的程度——事實上，許多醫生對於這種現象，也是愛莫能助。

不過近十年來，有一個可喜的現象（自從拙著『從星座透視健康』原版問市以後），那就是有愈來愈多的醫生，樂於接受由所謂的非主流醫生（fringe practitioners）所創造的新式治療法，他們也都具有執行這些治療法的資格。

在原版的『從星座透視健康』一書中，我寫道：「沒有人比非主流醫師更清楚認識，非正統藥物的危險性……他們太清楚，有些醫師儘管本身的技術和知識不夠精湛，卻仍然採用新式治療法來醫治病患。」（當時並沒有明文規定可以遏阻他們的行為）。在我所著的書出版一年後，互補醫藥學會，體察到歐洲經濟共同體所訂定的條例，有取代大英國協習慣法的可能。於是，他們便著手進行註册計畫，希望協助所有同意遵循規範而執業的醫師。接受此學會的課程訓練，還可以獲得學分，取得學位或是開業執照。一切的課程安排，全經過外界的考試委員會審核過。

本學會的研究和計畫，碩果非凡，目前還出版了英國互補醫藥執業醫師名册。這本名册深受英國醫療協會、綜合醫學評議會，以及社會大衆的歡迎。每年，學會還必須回覆各界超過五萬次的來信詢問。

互補醫藥學會（簡稱ＩＣＭ），為當地機關團體，開業醫師以及傳播媒體，提供寶貴的資訊。超過一百間訓練機構與ＩＣＭ合作，他們還計畫在十年內籌設培訓大學。

觸摸治療

藉由雙手觸摸的治療（有時稱為是心靈治療，或更常被誤認為是信仰治療），被證明是替換性藥物醫療中一種重要的方法。這種治療方式，可以使傳統醫藥無法治療的病例起死回生。成功地使患者不藥而癒。不過，觸摸治療的根據，迄今仍不為人知。

許多從事觸摸治療的醫師，本身同時也是降神師，他們相信自己是透過「神靈的醫術」來治療病患。其他諸如常被稱為「催眠治療師」（magnetic healers）的人，則相信他們的治療，是透過自己的磁場力量來達成。當然，這些治療師必會使用自身內在的能量，因為每次治療過程一結束，他們便顯得精疲力竭。

科林·威爾遜所著的『玄妙世界』一書中指出，至少有一些考證有據的治療病例，都是經由治療師強而有力的誘發催眠及暗示所完成的結果。「歐考特上校……發現，發揮本身神效的能力時，如同騎腳踏車一樣，是靠著自信和不斷的練習。歐考特上校如此堅信，連受病痛折磨的患者，也同樣堅信這個說法。」不過，科林·威爾遜卻坦承上述的說法，無法支持也能在動物身上發生治療作用的聲明。因此，我認為將所謂的觸摸治療，解釋為「信仰治療」是錯誤的說法。

幼童和動物並沒有所謂的信仰，但是，觸摸治療法在他們身上，卻能有顯著的成效。然而，唯一可以確定的，除非病人本身虛心坦然地接受治療，否則，治療師任何的努力也是枉然。像那些完全抱持懷疑態度的人，總是極欲見到治療師失敗的下場，自然而然地，他們在心中很容易架起幡籬，以致於任何的治療，在他們身上都起不了任何作用。

天生擁有治療功力的亞歷克•吉蒂斯就曾描述過：

「每次只要一開始治療病患，我就能清楚感覺到一股力量注入我的肩胛骨，然後再順由手臂而下，最後從手指指端貫穿而出。一旦治療結束，我從未感到體力耗盡過。因為這股神奇的力量，並不是發自我本身的能量，我只是如同一條插入插座的電線一樣，扮演傳導電流的角色罷了。事實上，有一些治療的過程，似乎要將我的體力抹消掉，但是，我通常擁有充沛的精力，並且可以比一般人花費更短的時間，去除所得的傳染。

其實，在醫療的過程中，我並不需要患者的信任，或者要求他們信仰某一種特別的宗教。無論如何，我絕對尊重病患個人的意願。如果他們根本就不想痊癒，我也無力幫助他們康復。因此，要治癒疾病，患者本身也應該願意幫助自己才行。例如，當我告誡患者戒除菸癮的同時，我必定會全力協助，如果他連試都不試，我就會放棄對他的幫助。我的工作並非替別人做他們自己該做的事。我認同降神師的人生哲理，但我本身並不是他們的一份子。

事實上，我相信自己是受到其他外力的保護，而且，往往能辨別出那一種力量在我身上發生作用。然而，我絕非上帝的代言人，我也不相信自己有權決定該為誰施療。但是，我通常一見到人們時，就可以迅速瞭解自己能否幫助他們。」

經由亞歷克・吉蒂斯治療成功的例子不勝枚舉，例如，生長在高地，曾被獸醫們判斷罹患白血症的公牛之案例；成功地經由淚管割除狗腦中的腫瘤；三十多年前，一名男子因患有脊椎疾病，而自國民部隊退役下來，在治療之初，他仍須仰賴枴杖才能行走。然而在接受了亞歷克・吉蒂斯的治療後，居然完全康復了。這則著名的病例，說明病患本身，需要抱持正確的心態來接受治療。這名男子在接受了幾個月的治療後，病情原本沒有任何起色。於是，亞歷克・吉蒂斯就停止治療，並且對這名病患說道：「一定是什麼地方出了差錯。可能是我的作法不對，或者是你打從心底根本就不接受這項治療。」

幾個星期過後，這名男子主動要求重新接受治療，他並且解釋，由於自己來自醫生世家，因此，很難信服這類的醫治方式。不過，現在的他，已經抱以更信任的態度來就醫。一旦重新開始治療，這名患者的疾病，馬上就收到立竿見影之效。他的足踝不良於行已長達三十年之久，如今卻可以開始走動。不久，脊椎部分也開始寬舒許多。原本行走需要藉助的枴杖，如今已閒置不用了。

過了幾個星期以後，很高興再見到這名患者，昂首闊步來到家中。雖然在他還未接受治療以前，早就可以退休而不必工作，但是如今的他，已經可以繼續工作至正常退休年齡了。

他告訴我們接受治療的另一個好處，就是從亞歷克的指導中，學習到放鬆身心的方法（對於無法改變的事，要以怡然自得的態度去面對），因此，偶而遇到交通阻塞時，他不再感到心情煩悶或是抽起菸來。事實上，緊張煩悶的心情，很容易導致疾病的產生。因此，學會自我放鬆，實在是十分值得的副加成果。

射電電子療法與水脈占卜療法

另一種治療形式，同樣無法以現代科學解釋的射電電子療法，源自於水脈占卜療法。然而，優秀的水脈占卜治療師，卻可以不必藉助射電診斷箱，直接從搖錘上得到所要的答案。

至少有一半以上的人，有能力使用水脈占卜法。有一次我曾在手裡拿著金屬棒接近水池附近，突然感覺到手中的棒子轉動著。任何人能夠以棒子探尋到水源，也就能學習搖錘的原理——將一個重物懸掛在繩子或線上即可。幾乎任何材質，都可以做成如鐘擺的東西，例如，用繩子綁著棉線捲輪，或是利用掛有寶石墜子的項鍊皆可。

這個方法可以用來回答任何封閉式的問題，也就是回答「是」或「不是」的問題。對於大多數人而言，順時針的旋轉代表肯定的答覆，而逆時針的旋轉則代表否定的答案。不過，這種解釋並非人人都適用。每個人都可以照下列方式，決定那一種現象（順時針旋轉或逆時針旋轉）表示肯定或否定。

如果你是習慣使用右手的人，就應該以右手拿搖錘，然後在左手伸出的大拇指上搖晃著。這大拇指是屬於肯定性的手指。就個人而言，擺動的方向即是肯定的答案。至於旁邊的手指，也就是中指，則代表否定的手指，你可以從中得到否定的答覆。

利用卜杖尋找水源的原理，背後隱藏著一個觀念，那就是你擁有較高超的意念。這種能力可以幫助你找到任何所想知道的事，並且藉著專注搖錘，還能夠接收更高超的意念，解答人們心中的疑惑。不過，在執行之前，個人必須使意識保持中立，也就是說心中不可以只關心解決問題的答案，因為那些相當私人的事，會令執行這項技術的人受到情緒的影響，而阻礙搖錘的運作。同時，對於這項技術充滿信心以前，最好至少一年內要反覆練習，以建立相互的密切關係。

我曾親眼目睹亞瑟•貝利醫生，僅僅利用搖錘，就能夠替患者診斷病症和開藥方的情景。在使用搖錘的同時，他問道：「我該用什麼方法來治療病患的病呢？」然後在許多醫療種類上，逐一進行搖錘技術，直到獲得肯定的回應為止。接著，貝利醫生又問道：「藥量多少？」「一天服用幾次？」以及「該服用多久？」等問題，好讓我明白這項技術的運作過程。

有一些射電電子箱，結合了診斷和醫療的技術。在其他案例中，得在每一個過程使用不同的箱子；例如，取自病患身上的一撮頭髮，剪掉的指甲，或者是血滴，都可以當作射電電子術用語中所謂的「證物」，並且將它置於診斷箱內。這種設備具有號碼盤，可以設定來診斷病人的症狀。然而，有鑑於這個過程進行相當緩慢，所以大多數優秀的開業醫生，都只利用搖錘來醫治病患。

將證物置於診療箱中並非是件重要之事，但是對於治療而言，這個步驟就不容忽視。藉由箱面上號碼盤的設定，就會公佈出施以病患身上的藥方，以及如何抵抗疾病的方法。這項技術不需藉助電力，目前，連科學也無法解釋這個「黑箱」之所以能夠運作的原因。有人認為這種治療方法，是透過經由我們四周能量磁場的電流所造成的結果。

這股電流確實存在我們的周圍，除非我們利用接收器和發報機，並且同時調至正確的波長，否則無法發現電流的存在。

科林・威爾遜所著『玄妙世界』一書中描述著：T・C・萊斯布利吉利用不同長度的搖錘來實驗，結果發現不同物體所具有的「比率」。舉例來說，以銀和鉛的材質當作搖錘，最適合懸吊在二十二英吋長的繩子上。他同時也試驗了許多不同質料的物體，包括食物、牛奶、酒精、甚至鑽石。利用這種知識，萊斯布利吉得知塊菌適合掛於十七英吋長的錘繩上。經由這項實驗，萊斯布利吉甚至成功地發現生長在樹上一種罕見的塊菌。

一些射電電子療法醫師，引用這項知識使箱面上的號碼盤的設定更為準確，同時可以更有效地醫治病患。

這種治療法能適用在所有的星座身上，當然，患者本身如果能抱持信任的態度，或者是以坦然的心胸來接受治療，必定能使療效更為顯著。

聲色治療

「未來的醫療將仰賴光源和聲音」，一名偉大的靈媒和治療師——愛德格・凱斯（Edgar Cayce）指出。

利用色彩和聲音的治療方式，如同射電電子療法一樣，皆與周圍大氣中的無形波有關。有些治療師相信，他們本身的醫治能力是來自這股電波，然後再施於患者身上。不同於射電電子療法的地方，乃聲色治療是面對病患施以治療。只要利用配以彩色幻燈片的燈，就能顯示出受疾病感染的身體部位，而聲音則是透過直接緊貼在身上的裝備來傳導。在聲色治療法中，針對所謂的喪失平衡，或是和諧的「整體」觀念（意指「完整」、「健全」或「健康」的身體狀況），都做了類似的描述。

色彩治療法聲稱，身體需要太陽完整的能量，以維持健康的狀態。太陽包含光源整個光譜，而光譜則可分成我們所看見的顏色——紅、橙、黃、綠、藍、靛、紫等七色。一旦身體產生不均衡狀態，就表示人體內缺乏一至數種顏色。只要直接將病患所需的顏色傳導至他身上，就能矯正這種失衡現象。

至於聲音治療師則認識所有的微分子，包括構成細胞和器官的微小單位，都呈現持續的振動狀況，以發送如光能和聲能等能量。如果能量的形式有所變化，就會造成頻率的改變，並且會瓦解更小的能量單位。

彼得・基・曼拿斯在『聲音療法』一書中，提到其中的過程：

每一個振動的身體，會發出符合振動頻率的聲音……。這些來自人體各部位的聲響，凝聚成為整個身體的音質。唯有健康的身體狀態所表現出來的和音，才會完美又和諧。身體器官一旦遭受疾病的入侵，所表現出來的聲音，就會變得不協調且紛亂不已。因此，治療的目的，就在於整合回復原來的協調之音，使身體再度呈現平和的狀態。

在曼拿斯的診所中所採用的治療方式，主要是與細胞組織和骨骼有關，並且還成功治癒風濕症、纖維組織炎、骨折、骨骼不正以及肌肉方面，特別是與神經有關的疾病。

即使在多數的病例中，上述的病症得以減緩治癒，可是如果造成疾病的起因是源自心理因素的話，就必須先將病源治療完畢後，疾病才會完全消除。

身兼同種療法醫師，射電電子治療師和色彩治療學家的艾莉斯・荷沃女士，提供下列有關色彩治療法的知識。

【紅色】具有刺激、活化神經和血液的作用；幫助腎上腺素的分泌和刺激感覺神經；賦予身體活力，要謹慎使用，避免過度刺激。

在炎症性疾病和情緒不安定的情況下，禁止使用紅色來治療病者。紅色必須依循在綠色或藍色之後來使用，絕不能單獨利用。

【橙色】為紅色和黃色的混合色。人們對於橙色的忍受度大於紅色，具有防止人體活動退化的功用，有助於腹部絞痛和痙攣的治療；幫助鈣的新陳代謝，具有強化肺部、胰臟和脾臟之作用；增加脈搏跳動速度而非血壓。能使心情保持愉快安寧。

【黃色】活化運動神經、使肌肉產生能量；黃色有利於消化；但是使用過久，可能會因為刺激膽汁分泌而導致痢疾；具有去除腸內寄生蟲、淨化淋巴組織的效果。黃色為智力的代表色。

黃色禁用於治療炎症性疾病、精神錯亂、痢疾、發燒、過度興奮以及心悸等症狀。

【綠色】能使毛細孔擴張，產生溫暖的感覺；具有舒緩情緒緊張的功用，但是不可使用過久。綠色尚能刺激腦下垂體以及建造肌肉組織。

【藍色】加速新陳代謝；促使傷口化膿；使灼傷復原痊癒。藍色代表直覺以及較高級的心智能力。

禁止使用藍色治療痛風、高血壓、肌肉收縮、慢性風濕症，以及心跳過快等症狀。

【靛青色】能造成運動神經、淋巴腺和心臟系統遲緩衰弱；具有淨化血液的作用；能夠生產白血球。

【紫色（violet）】能維持體內鉀的平衡；遏止腫瘤生長；抑制過度的飢餓感。

除了上述顏色以外，還有其他的混合色如檸檬色、深紫色（purple）、深紅色、紫紅色、藍綠色和粉紅色等。

【檸檬色】為淺黃和淺綠之混合色，具有通便作用，有助於皮膚不適症狀的改善，能刺激大腦。本身具有反酸性效果。

【深紫色（purple）】混合紅色和多量藍色而產生，具有止痛的特質，能遏止瘧疾的產生。

【深紅色】混合藍色和多量紅色而成，具有刺激腎臟和性器官的效果。

【紫紅色】紅色和紫色（violet）之混合色，能活化腎上腺和心臟運作。

【藍綠色】藍色和綠色的混合色，有益於改善皮膚失調的現象，對於治療蓄膿症很有幫助。

【粉紅色】為紅色和白色相混所得的顏色，有助於情緒的發展。

身體之所以健康，乃在於體內能量是否能維持適當的平衡。就形式而言，不論是光源或是顏色都算是能量的一種，隨時都可以用來調整身體所產生的失衡狀態，使身體回復健康。

占星家將會發現，和聲學、星座和運星之間，存有許多的關聯性。然而，我卻不想明確指出何種治療方式最適合哪一個星象。我認為只要抱持坦然的態度來看待這些治療法的人，都可能會從中受益。對於艾莉斯·荷沃女士的作為，令我印象尤爲深刻。儘管她所擁有的資格和三十五年的經驗（其中包括跟隨醫生長達十八年的經歷），都足以使她有機會多方面地大放異彩，但是荷沃女士卻寧願只選擇致力於色彩療法上，她的精神實在讓人欽佩。

按摩法——治療方法與技巧

按摩如同其他的技術一樣，可以使精神充沛或鬆弛身心的效果。除此之外，按摩也能用來治療疼痛和肌肉拉傷，甚至一些更為嚴重的病症。

按摩是處理傷痛的一種自然反應。例如我們在年幼的時候，常聽到「媽咪來揉揉，好讓你舒服一點」，或每當祖母頭痛的時候，我們不忘撫摸她的額頭，好讓她寬心一些。這些動作都是按摩的表現。事實上，人人都能學會按摩，但是，深度的治療按摩，就必須仰賴專家之手。

最簡單的按摩方式，莫過於利用潤滑油輕柔地撫抹全身。我們建議使用價錢便宜、購買容易，而且適合大多數人的大豆油來作按摩。不過，任何的蔬菜油和堅果油，也可以當作按摩的潤滑油；只要按摩幾次，就可以很快發現哪一種潤滑油最適合。至於不喜歡用油來按摩的人，不妨試試滑石粉。不過，這種粉狀物質使用不易，每次按摩都必須使用大量的滑石粉才有效果。此外，滑石粉異於油脂之處，在於它本身具有摩擦現象。

大家都發現按摩實在是一種享受，並且是鬆弛身體的理想方式。平時，我們只要一緊張，肌肉就會自動緊繃起來。但是藉由按摩作用，就可以使肌肉放鬆。我們往往都不了解自己的肌肉處於何種狀態。在所有的鬆弛技術中有一個普遍的現象，那就是病患自以為肌肉已完全放鬆，然而事實上，卻仍然處於緊張的狀態下。其實，「放鬆」的心態十分有利於病痛的舒緩。當身體感到疼痛時，如果能順其自然地任其發作，進而接受病痛，比起一味抵抗，並且試著不讓疼痛迫近的心態，更能夠使病痛緩和些。

事實證明，身體狀況也會反映出心理狀況。因此，在按摩當中（特別是具有療效的按摩），通常能夠藉由身體的放鬆來達到消除緊張情緒的效果。此外，病患也可能在大哭一場後，心情更為舒緩。這種具有療效的哭泣，是不應該加以抑制的。

過度伸展，僵硬而緊繃的肌肉，需要靠深層按摩來調理，不過，這項技術應該交由專家而非外行人來執行。使用這項技術的人，必須清楚哪一個階段需要更進一步的按摩，並且對於肌肉的特性和作用都要瞭若指掌。如同其他的專業技術一樣，有些開業醫師就比一般人更為熟練。

雖然人人都能安全利用油脂來做個有活力的全身摩擦，再用毛巾大致擦拭一番，但是，具有刺激效果而非鬆弛效果的按摩，最好委由專家來做。市面上出版了幾本介紹各式各樣按摩技巧的優良書籍，而本書附錄所列的書目，可提供讀者參閱。

就星座而言，具有照顧他人特質的人，最適合學習按摩的技術。這種利用雙手直接接觸他人身體的方法，具有傳達憐惜和保護的特質，最能夠由巨蟹座或水象星座淋漓盡致地展現。（在此，值得一提的是，如果本身是巨蟹座，又能做一手好麵包的廚師，藉由搓揉麵糰的經驗當中，就已經學會了按摩的動作，對於去除體內囤積的脂肪很有助益！）至於雙子座和處女座的人，雙手靈巧，如果再配合本身敏銳的直覺和豐富的情感，洞悉病患所需，就必能成為優秀的按摩師。

至於伴侶之間的按摩，則有助於改善彼此冷漠的關係，和一時的性無能，大家早都知曉。最能享受按摩樂趣的，非金牛座和天蠍座莫屬。由於金牛座本身格外重視官能的享樂，如果特別以芳香的油脂來按摩，他們自然能夠享受放任嬌縱的快感。水瓶座的人亦是如此，只不過按摩之初，他們不易放鬆自我。至於天蠍座的人，則喜愛刺激性的按摩方式，但是實際上，鬆弛式的按摩，比較符合他們的身體需求。所有火象星座，尤其是牡羊座的人，也比較適合施以鬆弛式的按摩。

然而，水瓶座和巨蟹座最有可能排斥按摩的作法，但是藉由按摩，卻能幫助他們改善與人疏離的性格，事實上，他們反而能從中獲益良多。所謂良藥苦口，有時最排斥的治療，往往是本身最需要的治療，就上述的情形來看，果真一點也不錯。

就所有的治療，包括按摩法而言：有些技術可由外行人來使用，但是，要醫治受損的肌肉與組織就必須仰賴專人。如果身體某部位果真疼痛時，就不應假手外行人。我曾經有過多次經驗，讓人運用按摩技術來改善我的結腸問題，並且減輕胃部的疼痛。

當時，我的整個腹部非常脆弱，只能依靠我先生所熟知的技術來減輕疼痛，好讓我能夠放鬆地由他觸摸那些熾熱灼傷的神經。就當時的情況而言，唯有合格的專家才能安全地運用專門的技術來處理問題。

然而，不論是施以按摩或是接受按摩的人們，都不必因為上述的理由而排斥享受按摩的樂趣和寧靜的感受，即使是淺度的按摩，也能夠帶給每個人許多的益處。

香味治療法

目前，將食品和藥物中的揮發性植物油取出利用的方法，已經廣泛地被人接受。在草藥篇中，我們將會詳細列舉幾種價值頗高的植物油——如迷迭香、薰衣草、佛手柑等等。其他如用來調味的橘子和檸檬精油，也同樣為我們所熟知。

在化妝品界，特別是香水製造業中，時常利用上述植物，以及少數例外的植物，其利用的價值，純粹在於本身具有的怡人氣味。

近來以天然成分為號召的流行趨勢，已經在化妝品市場上，掀起一陣狂潮，而所推出的化妝品廣告，還不斷強調產品中包含天然的桃油、酪梨油、小黃瓜油。這些油脂確實可以從每一種生長的植物中萃煉出來。然而，將這些植物油塗抹在皮膚上的效果，到底能否達到內服效果的一半，則引起廣泛的爭議。但是，不容置疑的，這些精油的確能夠滲透肌膚，而且本身所具有的獨特香味，也會直接影響人體。

古代的希臘、羅馬、埃及和猶太人民，都廣為利用植物油，他們更明瞭如何運用於醫療方面，或作為防腐劑使用，以維護身體的健康。如果追求自然的潮流，能夠增加我們對於大自然的認識，那麼將會使生長在這個時代的我們獲益亙多。

揮發性植物油之心理與生理上的特質

所有的植物油都與心智和情緒有關，對身體各部位也會產生影響。有的植物油會對人體產生醫治作用，有些則會透過情緒來影響心理（藉由嗅覺的傳達），而其他的植物，則可以做為預防藥物。

治火傷的油藥（Carrier oils）

值得推薦的有桃核油、杏仁油、杏仁果油或大豆油等。如果要利用來按摩的話，在十五毫升的藥油中，加入的植物油以不超過六滴為限。同時，每次使用，不可在其中混合超過四種以上的植物油。加在浴池中的精油，最好以六滴為限。對於植物油之效果不清楚時，則以加入二至三滴為宜，同時以加入一種油最佳。上述的植物油可以在下列地址購得：St Clair Aromatics，206 Kneller Road，Twickenham，Middlesex TW2 7EF。

效果顯著的植物油

佛手柑（Bergamot）

具有驅除鬱悶的作用，同時藉由氣氛的淡化，可以除去爭辯中激昂的情緒和敵意。對於精神和心理狀況的改善，特別是憤怒的情緒尤有幫助。在處理因憤怒而引發的體重問題，如肥胖（以吃來做為補償自己的方式）或食慾不振時，成效不錯。佛手柑也是一種效果顯著的防腐劑，並且具有抗濾過性病毒的功效。此外，也與泌尿生殖系統有關，有助於改善膀胱炎和疱疹。

除上述功用之外，佛手柑還能用來消除水痘之苦，治療帶狀性疱疹也很有效。用佛手柑油擦拭過的皮膚，一旦直接照射陽光，會產生發疹的現象。在十五毫升的油藥中，只需加入二至三滴的佛手柑油即可。

迷迭香（Rosemary）

迷迭香適用於頭部，可以直接對腦部發生作用。對於喪失記憶、意志力不集中或精神不濟等情況很有幫助。在早晨或是授課之前，我常用迷迭香油來提神醒腦。這種植物本身具有保暖和淨化的功能，還能刺激中央神經系統。

就心理層次而言，迷迭香有助於改善孤獨感、內向性格和憂鬱症狀。如果感覺中樞發生問題，例如，嗅覺喪失、視力減退、說話功能受損以及暫時性中風等症狀，就需要仰賴迷迭香。對於身體衰弱的人而言，迷迭香不能單獨使用，應該再配合其他種類的植物油才行。

天竺葵（Geranium）

對於本身常有情緒化反應的人而言，天竺葵油不失為一種艮好的安定劑。同時，凡能靠幽默來改善的症狀，也可以配合使用天竺葵。這種植物油本身，能刺激副腎皮層和淋巴組織，也有助於去除小毛病。由於天竺葵油質地溫和，通常，我都利用它滲入其他的按摩油混合使用。不過這種植物油太滋潤，不宜單獨使用。

玫瑰（Rose）

大多數的人，對於玫瑰油的反應良好。這種植物油具有舒緩和清潔的效果，能夠滋潤肌膚，溫和地改善精神狀況。除此之外，玫瑰油還有助於恢復自信，並且協助克服怯懦的個性，特別適用於因人際關係決裂所產生的羞怯性格。

對於女性身體和情緒層次的需求，也很有幫助，同時也能夠改善這些方面的不安全感，例如，不愉快的感受、冷淡和無能等症狀。玫瑰油本身是一種優良的滋補品，有益於懷孕，產後或流產的婦女，對於更年期所產生的症狀，也很有助益。至於男性性方面的問題，則有賴與玫瑰油功效相當的鼠尾草和檀香來改善。

薰衣草（Lavender）

薰衣草用途最廣，治療的範圍也很大。它能使身體和精神達到平衡狀態，並且還具有平撫心臟的功效；特別適用在神經危機、歇斯底里症以及焦慮過度等症狀。難怪從前的婦女，會將泡過薰衣草的水，放在他們的嗅瓶裡，以防止暫時性的昏厥。此外，薰衣草還具有催眠作用，是一種鎮定劑，也有利於消除疲勞和身體衰弱。

就心理層面而言，薰衣草能夠平撫不安的情緒，改善誇大妄想症、疑心病，或缺乏信任感等症狀。這種植物油兼具止痛、防腐和抑制痙攣的功效，是一種優良的神經鎮定劑，適用於癲癇和昏厥的症狀。對於頭痛、偏頭痛和風濕症也很有幫助。對分娩的婦女也很有益處；薰衣草有助於情緒上或是身體上必須承受劇痛的人，如果皮膚灼傷或出現斑點，都可以將未經稀釋的薰衣草油塗抹在皮膚上，做緊急的治療。薰衣草油是唯一可以不經稀釋即可使用的植物油。

乳香（Frankincense）

乳香具有舒緩呼吸的功效，因此，常常在打坐的時候使用，對於刺激未受情緒影響的思考很有效。乳香能提昇精神層面的觀感，減少對俗事的操勞，也能幫助過於沈緬於過去的人們，還有助於催眠。此外，乳香也有助於那些意志消沈或是自覺不如人，以及缺乏自我肯定的人們。至於過於重視物質生活，卻因為擁有上述的感受而自我補償的人們，可以利用乳香來改善自身的情況。例如在狂熱、宗教衝突，或不愉快場合中，也可以利用乳香來沖淡氣氛。據說，乳香能夠去除充滿「敵意的眼光」。從較世俗的角度來看，這種植物油可以讓整個身體恢復生氣，不論是對肺部、呼吸和消化方面，以及氣喘等症狀都有助益。除此之外，乳香還是一種良好的皮膚保養油，並且具有鼓舞的作用，有利於意識層次的擴展。

鼠尾草（Clary Sage）

這種植物兼具安樂和鬆弛的效果，同時是一種春藥，通常推薦給因某些原因導致相處不適的夫妻使用。鼠尾草具有增進安寧、恢復自信的功效。對於身體痊癒、衰弱以及憂鬱等情況很有幫助；當喪失親人或是在任何需要改變的情況下，也能夠利用鼠尾草來改善，因為它本身有強化意志力的作用。鼠尾草適用於腎臟和胃方面的疾病和發炎症狀，也有助於調整月經周期。

杜松（Juniper）

杜松的適用範圍廣泛，尤其適用於精神方面，因為它有助於改善混亂矛盾的念頭，和思緒紛擾的情況；同時也有助於因他人問題而引起的身心疲憊。對於作家或是需要從潛意識到意識層次取得靈感的人而言，杜松不失為有益之植物油。就身體層面而言，杜松通常都被用來當作抗毒劑、清潔劑和淨化劑，同時可以治療動物的耳朵潰爛、癢癬和皮膚炎，也具有消滅跳蚤的功效。杜松子油混合松木和黃樟，效果更為顯著。

香油樹（Ylang）

產於菲律賓和馬來西亞一帶，從香油樹花所採煉的香油，適合做為混合油的基本成分，但是，絕不可單獨使用。香油有防止過度換氣和調整心跳頻率的功用。對於休克、焦慮過度和沮喪等症狀也有幫助。香油還具有刺激感官的作用，並且能夠改善因壓力而產生的性障礙問題。如果混合檀香使用的話，則具有增強慾望的功能。香油本身是一種抗抑鬱劑，能夠幫助舒緩不滿足的感受，並且還能降低高血壓。

安息香（Benzoin）

兼具防腐和止臭功用的安息香，又名班哲明樹脂，是做香料的成分之一。安息香是一種上等的吸入劑（其實就是安息香酊），特別適合用來治療損傷、腫痛和皮膚過敏等症狀。此外，安息香還具有鎮定作用，可以舒緩氣喘、咳嗽、支氣管炎、咽喉炎和疝氣等。由於本身具有不易蒸發的特性，在混合油中安息香是一種優良的固定劑。安息香質地溫和，傳統上被視為是太陽所支配的植物。

甘菊（Chamomile）

在草藥篇中會詳細介紹甘菊的作用。如果將甘菊油當作按摩油來使用，有助於改善肌肉疼痛的現象，特別是由於平時運用不當所造成的肌肉不適等症狀。

Marjoram（唇形科，有薄荷香味的植物）

由Marjoram所萃取的植物油，主要是具有鎮靜的效果，因其本身質地溫和，對於減輕肌肉痙攣和降低高血壓很有幫助。由於這種植物本身有保暖舒緩的特性，因此，常用來做為按摩油，價值頗高。它不但能夠減輕疼痛，還可以促使瘀傷痊癒。

此外，Marjoram能夠鎮定和滋補神經系統，因此被認為是受水星支配。然而，我直覺認為它應該是由太陽和獅子座所支配。

蜜里薩香草（Melissa）

在草藥篇中介紹香蜂草時，會加以說明蜜里薩香草。這種植物油幾乎是按摩不可缺少的要件，本身兼具滋養和鎮靜作用，同時還是一種絕佳的抗抑鬱劑。我習慣在混合油中滲入蜜里薩香草油。

橙花油（Neroli）

橙花油是由橙橘花萃取出來的植物油，價格昂貴。然而，很幸運地，我們對於橙花油的需求量很少，此外，它還可以和大多數的植物油混合使用。橙花油本身是一種上好的緩和劑和抗抑鬱劑。對於心情焦慮或受休克之苦的人來說，橙花油的效果卓著，無疑地是受太陽和獅子座支配。再者，橙花油是一種優良的肌膚滋養品，適用於任何類型的膚質。

檀香（Sandalwood）

檀香不易揮發的特性，很適合和其他植物油混合。衆所皆知檀香是一種香水，常用來做為香料。檀香具有緩和滋養的鎮定功用，同時是一種抗抑鬱劑，非常適合焦急緊張的病患使用，尤其當他們處於憂鬱煩悶時。此外，檀香油也能用來改善乾性肌膚、皮膚過敏或發炎的症狀，本身質地溫和，每次的使用量，可以是其他揮發性植物油的兩倍。

消除疼痛的植物油

（包括神經痛等症狀）任選下列三種植物油使用：迷迭香、Marjoram、薰衣草、鼠尾草和甘菊。

皮膚病適用：

薰衣草為用途廣泛、效果極佳的膚油，特別適合用來改善青春痘。混合橙花油來使用，具有促進新細胞生長的功效。甘菊油和蜜里薩香草油，則適用於濕疹和皮膚炎，如果再配合薰衣草油，更能加強治療的效果。因便秘引起的皮膚疾病，或是體內極需抗毒劑作用時，可以利用杜松子油來改善。

內心悲傷或愧疚時

使用杜松子油、松木和黃樟。

罹患高血壓時：

可以利用按摩法來改善，效果頗佳。使用香油、薰衣草和Marjoram植物油，也可以有相同的療效。

施行鬆弛式按摩時：

在自選的油藥（Carrier Oil）中添加天竺葵、薰衣草和Marjoram植物油。

施行增加活力的按摩時：

任選下列三種植物油來使用：杜松、薰衣草、Marjoram、蜜里薩香草、橙花油和檀香。

消除輕微疼痛：

二倍分量的杜松子油，混合一倍的迷迭香和薰衣草。

消除肌肉痙攣現象：

利用下列任何三種植物油：杜松、薰衣草、Marjoram、橙花油、蜜里薩香草、迷迭香和檀香。

大體而言，天竺葵、薰衣草和檀香，都可以和任何植物油混合使用。天竺葵尤其能使混合油效果增強，並且使所有的成分彼此調和。

就臉部按摩而言，天竺葵、迷迭香和杜松等植物油，不失為效果卓著之肌膚聖品。

小麥芽油除了本身是一種抗氧化劑外，還蘊含著豐富的維他命。如同酪梨油一樣，具有滋潤肌膚的功效。但是不論小麥芽油或酪梨油都太過滋養（同時也太昂貴），無法單獨使用。榛實油也十分滋養，能夠充分滲入肌膚，能供給肌膚適切的營養。一般而言，其他提及過的植物油，都有令人滿意的功效；不過，多數的按摩師，還是會選擇自己偏愛的植物油來替顧客按摩。當然在所有的按摩油類中，也有一些不被青睞的植物油。

不論刺激式或鬆弛式的沐浴，都可以在洗澡水中直接加入幾滴植物油，或將這些植物油混合蔬菜油使用。具鬆弛效果的植物油，包括薰衣草、Marjoram、玫瑰油、橙花油、檀香以及鼠尾草等。具滋養性質的植物油，則包括迷迭香、杜松子油、薄荷油和羅勒。在炎炎夏日裡，不妨將幾滴檸檬油以及半個檸檬所擠出的汁液，混合幾滴天竺葵油加入洗澡水中，能立刻讓人體驗清爽舒適的感受。當寒冷的冬季來臨時，不妨在洗澡水中，添加杜松子油、胡椒油以及薰衣草，可以預防罹患感冒，也能活化循環系統。

足部反射療法

足部反射療法，是根據腳底肉質部分所分佈的反射區，會直接反應出身體各部位，包括體內器官狀況之理論所發展出來的治療方法。如果在腳底各個反射點，施以類似按摩和施壓的結合動作，就能夠診斷出身體的疾病所在，並且藉由刺激相關器官來達到醫治的效果。

這項技術，僅能由受過訓練的執業醫師來執行，因為，他們能適宜掌握施壓量，避免過度刺激的危險。接受足部反射療法的病患，通常會有輕鬆愉快的感覺，而且還能獲得身體普遍的安寧或感受。對於想保持體格的人而言，這種刺激腳底的方式，不失為一種優良的治療法。然而在刺激腳底反射區的同時，如果有疼痛的現象產生，就表示反射區所代表的身體部位發生病變。不過，這種不適只是一瞬間的感受，僅能讓醫生證實自己的診斷無誤。足部反射療法適合大多數的人，唯有腳部有疾病的人例外。

目前，足部反射療法，已有愈來愈受歡迎的趨勢。許多出版商也針對這項技術，發行了幾本頗具價值的書籍，然而很不幸的，這些書籍很容易讓人誤以為只要讀完全書內容，就儼然成為專家。事實上，書籍本身無法告訴讀者施行壓力的安全範圍，而且大部分的參考書籍，也未指出可能存在的危險性。

例如，在拉扯腳趾時，可以輕而易舉地讓關節發出喀喀的聲響，但是做這種動作時，一定要握緊腳趾才行，否則就會有危險產生。

至今，已有某些機構教授足部反射療法的課程（參見附錄），將來有意成為足部反射治療師的人，最好能接受這類的訓練。

出生前罹患疾病之醫療

這項治療方法，是針對懷孕期或童年初期所患疾病，而在足部的骨骼結構上施以醫療。經過一段時間的醫治，病患已經能夠去除壞習慣，而原本患有蒙古症的兒童，也確實擺脫典型蒙古人的外貌。但是就成人患者而言，要達到性格的轉變，原則上，本身需要有配合治療的意願才行。

針灸療法與針壓法

直到十九世紀和廿世紀初，鮮少人知道英國國內的內科醫師，從事針灸的治療。羅勃•依格（Robert Eagle）認為，針灸醫療的技術，是藉由法國耶穌會神父，自中國傳入歐洲的。他還引用威廉•歐斯樂於一九一二年出版的『醫藥原理與實務』（Principles and Practice of Medicine）一書中，所陳述有關針灸的知識，並且推薦針灸為治療痛風的好方法。

依格認為針灸之所以在醫學界消失，完全是因為阿斯匹靈的發明所致。不久之後，阿斯匹靈就成為風行全球，用來醫治痛風、風濕症和關節炎的萬能藥。目前，人們雖然已經明瞭服用阿斯匹靈的危險性和限度，但是在就醫時，仍然偏愛服用此藥錠，一點也不願為了自身的健康而有所改變。

如今，針灸治療又重現歐洲和美國的醫學界。自從一位美國外交官在訪問中國大陸時，因為生病而接受了針灸的治療，並且領教到這項療法的功效後，針灸便再度獲得一次驚人的突破。

衆所皆知針灸的原理，乃利用刺針插入身體各個適當的點，然後再旋轉進入。這些治療點可能離病痛患部有段距離，如同足部反射療法。人體內似乎具有一些影響身體各部位的治療點。目前，針灸已被證實具有減輕疼痛的療效。利用針灸來醫治關節炎、背痛、偏頭痛、氣喘，以及其他因心理因素而引起的不適症狀，都有治療成功的案例。

現為大英針灸學院資深講師的喬瑟夫・古曼醫生（Joseph Goodman），利用我們熟知的詞彙來解說傳統漢藥的理論，而針灸只是其中一門醫療技術。他說明：「一個人是否健康，端視其體內能量（也就是氣）自由流動的容量來判斷。就本質而言，這種能量具有不滅的特質，但是卻很容易受外在因素所干擾。」

經驗純熟的治療師，只要透過四個步驟，包括腕關節上十二條經脈的取得，就可以診斷出受阻礙的患病所在，然後再依照診斷的結果，給予病患適當的治療。

針壓法和針灸療法的原理相仿，唯一不同之處，在於前者是藉由按摩和深層施壓的方式來熱絡體內各個治療點，而後者則是利用刺針來達到治療的效果。

上述兩種治療方法的危險性，在於疼痛一旦減輕，可能會因此掩飾嚴重的症狀，以致於經驗不足的治療師，難以從診斷結果中發現端倪。如今從事「替換性藥物醫療」的醫師衆多，要選擇適合的專門醫生，其最佳的方法莫過於由舊有病患的口碑來判斷。（詳情請參閱附錄）

脊椎指壓治療與整體治療

對於外行人而言，脊椎指壓治療和整骨治療，似乎只有些微的差異。在英國境內，這兩種治療方式，通常都是藉由雙手來矯正脊椎缺陷。在美國國內的治療師，也同樣利用此法來醫治病患諸多的病症。

整骨治療師是利用槓桿原理和四肢轉動，以及在身體柔軟組織上運作等方法來醫治病患。然而脊椎指壓治療師，則能夠感受病患身上排列不正的脊椎骨，然後再將它們推回正確的位置。不容置疑的，這兩種治療法（整骨治療和脊椎指壓治療）的絕妙之處，就在於利用本身直覺的能力，感覺病痛所在，並且施以正確的運行以矯正異常之處。

在英國國家衛生事業局（National Health Service）內，並沒有全面教授這類用手矯正的觸診治療。不過，有些醫師曾耗費多時，致力將這種治療法列入教授課程表中。

在所有非主流醫療方式中，多數人會選擇接受脊椎指壓治療和整體治療，因為傳統的治療方式，無法醫好他們的病症。然而，傳統醫療治療失敗的疾病，卻能透過這兩種方法治癒成功。這項成就全要歸功於這兩種非主流的醫療方法。

現今，整骨療法已廣為大衆接受，同時也有愈來愈多的醫師認同這種治療的價值，他們有時也會推薦病患去接受整骨治療。一九八九年，時代雜誌曾刊登一則文章，內容描述一位名叫喬夫•蓋伯斯的擲鉛球優勝選手，就曾接受整骨療師的治療長達十二年之久。而我的家人也能證實他們所委託的治療師，確實能讓他們脫離病痛的折磨。只要透過互補醫藥學會，就可以找到值得信賴的治療師。

所謂的亞歷山大術（Alexander technique）是指一種強化脊椎的治療法。就醫的患者能從中學習如何保持正確的站姿，從事適當的運動。此外，他們還學習正確的走路方式。亞歷山大術的指導人員，為了教導病患正確的坐下和站立的方式，不惜耗費數小時之久。這些動作並非一朝一夕就能學會的，一旦學會了正確的方式，就必須自動自發地一直練習下去。

對於患有脊椎病症的病人而言，亞歷山大術有其治療的效果。就容易罹患類似病症的人來說，亞歷山大術不失為是一種良好的預防方法。特別是身材高大的人，通常站姿都不太正確，一方面可能是因為他們自覺身高的問題，而試圖降低高度；另一方面可能是工作之故而造成駝背的現象，如此一來，就養成不良姿勢的壞習慣。諸如獅子座、射手座和水瓶座的人尤其明顯。

同種療法

從事同種療法的治療師，本身必須是受過訓練的醫生。在准許學習同種療法以前，他必須通過一般的醫科考試。然而，這種額外的訓練，學費十分驚人，迄今仍然無法獲得任何的補助費。令人憂心的是接受完同種療法訓練的醫生，人數遠不及病患的需求。

同種療法著重以病患完整的個體作為治療的根本。這種治療方式，重視患者的性情，甚於本身的疾病。舉例來說，兩名同樣是罹患麻煩的咳嗽病患，但是開藥給其中性情倔強暴躁的病患，一定不同於性情較冷淡病患的藥方。再者，在治療的過程中，還會詳加考量患者的症狀。諸如：患者在晚間或白天的咳嗽較為惱人？咳嗽的時候是否伴隨體溫升高？扁桃腺是否腫脹？……等細節的問題。因此，學習同種療法並非如同外行人學習急救那般簡易。目前有成千種的同種療法，唯有經驗豐富的醫師，才懂得選擇正確適當的方法。

基本上，同種療法是不同於根據病症施以治療的正統醫療方式。前者所開列的藥方，只有些微成分對病症有所幫助，其餘大部分的藥量，則由會引發症狀的物質構成。這種治療就是所謂「以毒攻毒」的方法。

十八世紀中的山繆・賀納曼醫生（Dr. Samuel Hahnemann）即是同種療法的創始人。他發現提煉出奎寧的金雞納樹皮，會在人體中產生類似瘧疾的徵狀之後，便從中發展出「相似物法則」（law of similars）。隨後他繼續實驗其他具有醫療效果的物質，結果確立了「致病之物亦能治病」的理論（what can cause, can cure）。至於藥劑的調配，則是先以真正的天然物質著手（如動植物或是礦物質等）。於是，這種藥劑的基本酊劑（以φ為符號）便能調合成各種不同的效果（也就是所謂的藥效）。藥片本身是混合乳糖磨碎研製而成，其比例為一份物質：九十九份乳糖，以產生1C的藥效（也就是百分之一）。然後再混合具有1C藥效的研製片重複上述的步驟，以產生2C的藥效或是具有萬分之一原物質的藥劑。如果藥效的取得依次是1、2、3等，則以1C，2C，3C來表示。以百進位的衡量比例已經可以用十進法表示——也就是十分之一的表示方式——在數字之後加上一個「X」的符號，作為藥效的標示。像6X就代表相當普通的藥效。

同種療法所使用的藥劑確實非常微量，因此，所產生副作用的危險性，遠低於對症療法所使用的大量藥劑。

如果要準備一些藥劑以備不時之需，以選擇6C藥效的藥方最適宜。至於基本酊劑也具有治療的作用，但是只限於外用（酊劑本身為液狀物質）。

以下列舉出各種有益的基本酊劑φ：

金鏤梅（Hamamelis）在半杯溫水中加入十滴的金鏤梅，可以治療挫傷。

金盞菊（Calendula）依照上述方式調配。這種酊劑用途廣泛（參考下文）。

芸香（Ruta）依照上述方法調配。適用於受損的骨骼（治療雞眼時，則使用未經稀釋的芸香酊劑）。

毒葛（Rhus Tox）調配方式如上。適用於扭傷。

每次使用前，必須把泡在酊劑中的紗布擰乾，鋪在傷處，然後再用法蘭絨覆蓋，並且以繃帶包紮起來。

在治療創傷或擦傷時，可以先用上述經過調配的金盞菊酊劑來清潔傷口。未經稀釋的金盞菊酊劑，也可以當作灼傷和燙傷時的首要急救藥；在準備冷敷之前，先將此酊劑倒在患部，以搶救治療時效。

小米草（Euphrasia）在一杯洗眼杯大小的水杯中，加入二滴小米草酊劑，能夠幫助預防塵砂或異物掉入眼睛裡所產生的刺激感。如果小米草酊劑不易取得的話，可以用金盞菊酊劑替代，同樣具有預防的效果。任何需要清洗的眼疾，都可以利用由一滴小米草酊劑，混合二大匙的溫水所調製的稀釋液，來完成清潔的工作。

在二大匙冷卻的開水中，加入一滴的小米草或是金盞菊酊劑，可以用鼻子吸入氣味，以減輕花粉症之苦。

杜香（Ledum）以十滴的杜香混合半茶杯的水，可以作為外用藥水或冷敷劑使用，能夠舒緩昆蟲咬傷的疼痛。同樣也可以用金盞菊酊劑替代使用。

小蕁麻（Urtica Urens）調製方式如上。用來消除蕁麻疹以及因植物而引起的刺痛。同樣也可以用金盞菊酊劑代替。

金盞菊酊劑（Calendula）　同時也可以作為漱口藥水，有助於改善流血和不健康牙床的情況，看完牙醫後也可以使用。在少量水中或是蘇打水中，加入二滴的金盞菊酊劑，必須限於晚間使用。

具有6C藥效的有用片劑：

烏頭（Aconitum）適用於伴隨發燒症狀的感冒，或是因凍傷引起的肌肉疼痛，以及焦慮性的預期心理（特別是每當兒童到牙醫診所或參加考試所產生的畏懼心態）。同時也適用於患有緊張性頭痛，無法承受光線照射的病患身上。

山金車（Arnica）對於所有休克所產生的症狀特別適用。為意外事件發生時（包括挫傷和灼傷事件）的首要藥劑。對去除腫泡之效果顯著。製成軟膏的山金車，也同樣有益於挫傷的痊癒。

白蛋白砷（Arsen Alb）適用症狀為輕微的食物中毒（症狀如果過於嚴重，必須立即就醫治療）、痢疾、嘔吐或是出現流鼻水症狀的感冒。

鉤吻酊（Gelsemium）適用症狀為流行性感冒、焦慮性預期心理。

馬錢子（Nux Vom）適用於胃部不適，尤其是由於飲食過度所引起的神經性消化不良，以及便秘。同時也適用於因疏於運動或因便秘而引起的痔瘡，對於因焦慮而引起的神經性頭痛，也非常有助益。

毒葛（Rhus Tox）適用症狀：因施力過度而引發的扭傷和肌肉疼痛。上述的藥劑對於兒時所患的慢性疾病特別有益。

Carbo Veg 適用於因氣溫由溫暖轉涼所引發的感冒惡化，或是因流汗過量、體溫降低所引起的昏厥，以及上胃部運作遲緩所產生的脹氣。

硫肝（Hepar Sulph）適用症狀為生膿現象產生的創傷、擦傷、灼傷或燙傷。同時也有助於膿疱的破裂。

小蕁麻（Urtica Urens）適用於灼傷和燙傷。小蕁麻片劑和外用的小蕁麻酊劑，同樣能改善蕁麻疹和植物刺傷的疼痛。

下列的藥劑應為急救箱內的必備藥物。在這份藥劑名單上，有些物質特別適用於特定類型的人，而且以30藥效最適宜。

烏頭（Aconitum）先前已經介紹過烏頭的特性。對於皮膚乾燥，不曬太陽且有心悸現象、飽受緊張之苦的人而言，烏頭很有助益。

硝酸銀（Argent Nit）對於習慣預測困難的發生，且變得萬分操心的人而言，硝酸銀很有幫助。像這類型的人，通常視時間為敵人，並且會在一天之內完成多量的工作。

砷（Arsenicum）適用於本身緊張、挑剔、有潔癖的人。這類型的人們，不知緣由地特別容易心生恐懼和不安。

馬錢子（Nux Vom）適用馬錢子的人，通常是性情倔強、陰沈、身材瘦弱；在商場上容易感到緊張或興奮，同時有服用興奮劑以維持精神的傾向。由於他們容易感到寒冷，因此在冬天時，會待在暖和的地方。

洋白頭翁（Pulsatilla）適合個性溫順、幽默、容易因心煩或生病而哭的女性。我認為這類女性是屬於外貌美麗，體態豐盈，年屆中年」，並且是一攝取營養豐富的食物就會發福的類型。他們對於不通風的房間非常厭惡，並且很快渴望能呼吸到新鮮的空氣。

甘菊（Chamomile）適合性情暴躁倔強的兒童。尤其是在長新牙，或感到不安惶恐時最為適用。（也適用於有上述症狀的成人）

要將這些藥劑依照適用的星座來區分也很容易，但是我卻不計畫這麼做。我認為依照本身的症狀和個性來治療，遠比依照星座來尋找適宜的藥物和醫療來得有效。

不論我們的出生圖表中，是否明確列舉可能罹患的疾病，但是，不容置疑的，我們將有可能因外在因素，而患有超出圖表所列的疾病。

不妨在家中準備一些有用的同種療法藥劑，尤其是山金車酊劑。然而在此，我不能太過於強調將這些藥劑侷限於急救藥使用，因為他們的功效不止如此。

生化細胞組織鹽治療

人體內存有微量的十二種鹽。它們隨時都有耗盡的可能，但是我們可以由攝取的食物中，重新補足喪失的成分。每種組織鹽各有功用，即使人體對於這些物質的需求量不大，但是，就身體的健康而言，它們卻佔有舉足輕重的地位。有些星座的人，由於消耗組織鹽的速度較快，或由於無法從食物中吸收需要的組織鹽，因此，對於這種物質的需求量就比較大。以下針對各種組織鹽，以及各個相關的星座做一番說明。

牡羊座的組織鹽為磷酸鉀（Kali. Phos.），是構成腦部細胞和神經的要素，有助於病患回復正常的心智活動（如果病患本身能配合著放鬆身心）；此外，治療失眠症、神經失調（包括影響消化作用的症狀）和皮膚病，也要借助於磷酸鉀。許多種類的綠色蔬菜、馬鈴薯、洋蔥、蘋果和胡桃中，都含有磷酸鉀。

金牛座的組織鹽是硫酸鈉（Nat. Sulph.），具有排除體內過多水分的功用，同時也用來治療水腫和加答兒症狀。對於嘔吐性頭痛、肝膽疾病和流行性感冒，也同樣有所幫助。硫酸鈉能調節供給身體水分的含量。這種組織鹽一旦不足，脊椎頂端就會產生壓迫感，並且引起間歇熱的症狀，夜間還會流汗過多。金牛座的人，需要攝取使毛細孔擴張的食物，這類食物包含甜菜根、花椰菜、包心菜、菠菜和洋蔥等，其中都蘊含硫酸鈉。

雙子座的細胞組織鹽為氯化鉀（Kali. Mur.），具有調節血液中纖維素的功能，並且幫助纖維素流動。適用症狀包括咳嗽、感冒、腺腫和所有炎症性疾病。這種細胞鹽一旦缺乏，血液中的白色纖維蛋白就會釋出，表示血液中有過量的纖維素。上述的症狀一旦發生，絕不能坐視不顧，否則，身體會進一步以更激烈的方式，排出大量的纖維素，最後，甚至導致肋膜炎和肺炎。

多數的蔬菜類，都含有氯化鉀的成分，在水果類中，柳橙、桃子、李子和梨，或是蕃石榴以及甜玉米中，也都含有這種物質。

巨蟹座的組織鹽為氟化鈣（Calc. Fluor.），可以使影響血管、皮膚和所有薄膜的組織保持彈性，也能保護牙齒表面的琺瑯質。如果皮膚組織失去彈性，就會造成皮膚破裂，肌肉也會因此失去原有的健康，此外，還會導致直腸脫垂、靜脈腫瘤、下背部疼痛、痔瘡，以及循環作用失調。氟化鈣主要存在於蛋黃和裸麥麵粉中，但是大多數含蛋白質的蔬菜，也含有這種物質。

獅子座的細胞鹽為磷酸鎂（Mag. Phos.），具有抑止痙攣的作用，適用於痙攣、胃腸脹氣、神經痛，和所有刺激性疼痛，對於情緒上的倦怠也有改善的作用。磷酸鎂有助肌肉恢復健康狀態；並且能保持血液的流通，使腦部和神經恢復生氣。全麥麵包、大麥和裸麥中皆含有磷酸鎂，至於像蘋果、萵苣、包心菜、黃瓜、蛋類、胡桃和無花果等，也含有這種物質。

處女座的細胞鹽為硫酸鉀（Kali. Sulph.）。這種物質有助於運送血液中的氧氣至組織細胞內，以保持毛髮、指甲和皮膚的健康。人體如果缺乏了硫酸鉀，就會造成毛細孔阻塞，體內的雜質也無法自然排出，最後導致加答兒症狀。極欲呼吸新鮮空氣的衝動，以及持續感到悶熱的表徵都顯示體內硫酸鉀含量的不足。對於處女座的人來說，硫酸鉀能幫助重建神經細胞。但是，他們往往會發現本身很難攝取到這種物質。像胡蘿蔔、多數做成沙拉的蔬菜、全麥、裸麥和燕麥中都含有硫酸鉀。

天秤座所需的組織鹽為磷酸鈉（Nat. Phos）。這種物質具有中和酸性的作用，並且能幫助消化體內油膩的食物。此外，磷酸鈉還能維持體內酸鹼度的均衡。人體一旦缺乏了這種物質，就會呈現酸性反應——如心痛、消化不良和風濕症。此外，磷酸鈉還具有活化肝腎功能的作用。

含有這種組織鹽的食物，有水芹、葫蘿蔔、菠菜、豌豆、芹菜、甜菜根、蘋果、葡萄乾、無花果、杏仁果、米和小麥。

天蠍座的組織鹽為硫酸鈣（Calc. Sulph.）。這種物質具有清潔、消毒的作用，而且能促使疾病痊癒。在皮膚、分泌黏液的薄膜和細胞組織裡，都存有硫酸鈣。人體一旦缺乏了這種組織鹽，就會產生痤瘡（青春痘）、齒齦潰瘍，以及因血液中雜質引起的其他症狀。如果傷口很慢癒合，也可能是因為硫酸鈣不足所致。這種組織鹽有助於排泄體內廢棄的有機物質。天蠍座的人，通常會罹患便秘的傾向，這是由於缺乏硫酸鈣所造成。

食物中含有硫酸鈣的有洋蔥、芥菜、大蒜、水芹、花椰菜，韭菜、蕪菁、蘿蔔、無花果和梅子等。

二氧化矽（Silica）是射手座所需的細胞鹽。不可思議的是這種物質的結晶體呈箭形，似乎是特別配合射手座的人。它本身如同箭矢，具有貫穿作用，藉由助長化膿和刺激毒素的排出，能夠促使腫泡和麥粒炎破裂。一氧化矽兼具清潔和排除雜質的功用。體內一旦缺乏這種物質，就容易罹患麥粒炎和膿胞。如果指甲容易斷裂、頭髮失去光澤，也是一氧化矽吸收不足的緣故。這種組織鹽是構成神經和骨骼的要素，也能幫助身體保持溫暖。

凡具有纖維質的蔬果和穀物，都含有一氧化矽。然而很可惜的，人們在攝取這些食物時，反而將蔬果的表皮和穀類的糠丟棄不食。事實上，這些丟棄的部分，才是一氧化矽的重要來源。因此，人們應該儘量多食用這些部分才對。

魔羯座的組織鹽為磷酸鈣（Calc. Phos.），是促使骨骼和牙齒生長的要件。這種物質從食物中運送蛋白質，以幫助骨骼和牙齒的生長。磷酸鈣一旦不足，過量的蛋白質就會引發腎臟病、結石或是皮膚病。除此之外，這種組織鹽還能夠幫助食物的消化和攝取，是一種優良的滋養物。體內缺少了磷酸鈣，便會有倦怠、牙病、凍瘡和消化不良的症狀產生；甚至還可能造成關節內酸性物質的生成，最後導致風濕症和關節炎。

菠菜、黃瓜、萵苣、無花果、李子、草莓、杏仁果、扁豆，和其他豆類、全麥、大麥、裸麥、魚、牛奶中都含有磷酸鈣。

氯化鈉（Nat. Mur）是一種普通的鹽類，也是水瓶座所需的組織鹽。這種物質扮演體內水分含量的分配者和平衡器的角色。水瓶座的人排除體內鹽分的速度很快，因此需要隨時加以補充。人體若缺少氯化鈉，就會罹患汗流不止的感冒，以及淚眼汪汪和濕疹的現象；或者是皮膚和分泌黏液的薄膜，變得特別的乾燥，而消化速度也顯得遲緩。

食物中包含氯化鈉成分的有菠菜、包心菜、黃瓜、萵苣、西洋栗、胡蘿蔔、蘿蔔、蘋果、無花果和草莓。

磷酸鐵（Ferr. Phos.）是雙魚座所需的細胞組織鹽。這種物質是最好的生化藥物和急救藥，常與其他鹽類結合，以增加它們的運作功能。磷酸鐵能夠增加血液的氧氣含量，為所有滋補品中的主要成分。此外，它還能強化血管和動脈管壁，並且增強其彈性，以避免產生硬化現象。適用症狀有咽喉炎、咳嗽、感冒、發燒和發炎。磷酸鐵外用時，具有止血作用。磷酸鐵混合氯化鉀，可以治療發炎；混合硫化鉀，則可以改善皮膚失調現象。

此外，磷酸鐵也用來治療貧血，和因毛細孔失去排毒功能而引發的加答兒疾病。

磷酸鐵存於萵苣、蘿蔔、菠菜、草莓、扁豆、洋蔥和大麥中。不過，這些蔬菜一經烹調後，所含的磷酸鐵，就可能全部流失。

外行人可以安全無虞地利用上述那些具有醫療功效的細胞組織鹽。如果身體攝取過量的組織鹽，就會自動由體內排出，不會產生不良的影響。在健康食品販賣店或是藥房，特別是同種療法藥店裡，都很容易買到製成片劑的組織鹽。

人體能夠吸收製成片劑的組織鹽，卻為何無法從某些食物中攝取到所需的組織鹽？這些原因都會在片劑調配中說明。人們所購買的組織鹽，都是經過研磨過程，以期使鹽類更加純淨，容易由人體吸收。

這些無味的片劑會在舌頭上溶解，而內含的鹽類就直接由血管吸收。這些物質本身不是藥物，因此，不會產生任何副作用，也不會和其他藥物相互影響。

不論接受那種療法，在治療最初的一、二天之內，疾病的症狀很可能會持續或惡化——這只是治療發生作用的現象——事實上，我們應該將這種現象視為好兆頭，這就如同在退燒之前會產生的「治療危機」（healing crisis）。但是，任何持續不斷的徵狀，甚至轉變為慢性疾病，都應該求助專家才對。

目前，針對一些特定疾病所調配出來的綜合組織鹽，已可以在健康食品專賣店或著名街道旁的藥房買到。

草藥療法

許多種草藥都兼具食用價值與醫療效果。

我從數百種有利用價值的草藥中，精選大約五十種草藥加以說明。對於多數人而言，這些草藥取之容易，食之安心。至於本書未介紹的草藥，就必須經過草本學者的指示使用，以免因不了解藥性，服用過量而中毒。

許多病例顯示本書所介紹的草藥，皆廣泛適用於各類症狀上。在此，我不想在每種草藥上冠上「某某星座支配」的字樣。卡爾培伯（Culpeper's）結合了草藥和占星的原理，著作了一本有名的『草本世紀總覽』（Complete Herbal）。不過，就如同大衛・康維（David Conway）在『草藥的神效』（The Magic of Herbs）中所犯的錯誤一樣，卡爾培伯也同樣太強調草藥和占星之間的相關性。因此，我始終都無法茍同他的說法。我認為不論是那一個星象或運星支配著草藥，都只能以建議的方式介紹給大衆知道。

對於一些草藥的調配方式，我沒有特別註明的話，通常都是以一盎斯（廿五公克）的草藥碎片，加入一品脫（五百五十毫升）的熱開水即可。

紫花苜蓿（Alfalfa）

紫花苜蓿種子十分容易取得，是一種價值頗高的草藥（參閱食療篇）。這種植物不但具有增強體力的功效，服用之後還能使體重增加。紫花苜蓿的種子，通常以整個顆粒或研磨成粉狀使用，並且添加醋和蜂蜜之後，就是治療關節炎的重要處方之一。

白芷（Angelica）

具刺激消化液分泌和開胃作用。白芷的根和種子，都可以利用來改善消化問題，特別是心痛、胃部不適等症狀。對於兒童所罹患的疝氣或扁桃腺發炎，也很有幫助。根據卡爾培伯的說法，白芷為太陽和獅子座所支配，單就白芷具有滋補作用來看，他的見解具有可信度。

竹芋（Arrowroot）

粉狀的竹芋很容易買到。以鎮定胃部和抑止嘔吐聞名。如果配合牛奶和具有甜味的物質，就能做出一道美味爽口的牛奶凍，可以用來遏止嚴重的腹瀉。

香蜂草（Balm）

香蜂草是一種栽培容易的草本植物。可用一盎司（廿五克）的碎葉，加上一品脫（五百五十毫升）的沸水，沖泡成茶飲用。香蜂草對於胃和消化管具有鎮定作用，同時也能夠緩和因發燒而產生的不適現象。此外，對於神經方面的毛病，不孕症和月經不順都有助益。香蜂草由巨蟹座支配，而且卡爾培伯還將它歸為木星的草藥。香蜂草的葉子可以生食，是一種名符其實，非常珍貴的草藥。

羅勒（Basil）

這是一種栽植容易，散發濃郁香氣的草藥，能幫助消化，並且使傷口容易痊癒。對於神經失調、懷孕初期的害喜，以及旅途不適特別有用。一般而言，神經鎮定劑通常都有鎮定作用，但是像羅勒這種兼具神經鎮定劑和興奮劑功效的植物，卻不多見。至於調理方面，可以在湯汁、沙拉中，隨意添加羅勒，同時也可以泡成茶飲用（一茶匙的碎葉加入一壺沸水）。

卡爾培伯認為羅勒是屬於火星和天蠍座的植物，可能是因為它具有刺激的特性和治療創傷的效果。

月桂（Bay）

通常人們栽種月桂樹，並且摘取其樹葉。經過處理後的乾葉，可以用來烹調食物。月桂不但可以促進食慾，還能幫助溶解肝脾內的阻塞物質。月桂油可以改善肌膚問題，包括挫傷在內，因為它能夠溶解凝結的血塊。卡爾培伯將月桂歸屬於太陽和獅子座的說法，實在難以理解。我本身偏好將它歸為射手座支配。

佛手柑（Bergamot）

佛手柑具有催眠作用，是一種緩和劑；若添加在耳槐茶中，會散發獨特的氣味。此外，也可將佛手柑放進裝滿香草乾花的壺中，使香味更清新。如果在臥室內置放一些佛手柑，其散發之氣味，有助於鬆弛身心。

這種植物所提煉出來的油，不可以塗抹於皮膚，否則一曝曬在陽光下，就會產生發疹的徵狀。我認為佛手柑應為雙魚座的草藥。

覆盆子（Bilberry）

成熟的覆盆子果實，對於尿豬留之所有症狀，特別是水腫和腎砂，具有重要的醫療功效。在一品脫的沸水中（約五百五十毫升）加入一盎斯（廿五克）的果子，可以泡成爽口宜人的飲料。一葡萄酒杯的飲料具有清涼、止血、利尿的功效。覆盆子可能是木星所支配的草本植物。

黑莓（Blackberry）

生長出黑莓的灌木之所有部分都可以利用。它的果實能改善貧血症。而根部可以用來治療兒童的痢疾，樹葉則應沖泡來調理黑醋栗，具有通便和滋補的作用。沖泡後的樹葉，還可以用外敷方式治療牛皮癬，而茶汁也可以飲用。這種植物是一種優良的清血劑。

黑醋栗（Blackcurrant）

黑醋栗灌木的樹葉，有清潔冷卻的功效。將一盎斯（廿五克）的碎葉或是成熟的果實，加入一品脫（五百五十毫升）的沸水中，就是衆所皆知，用以治療喉嚨感染、沙啞、黏膜炎的藥方，對於治療百日咳也非常有效。

黑醋栗能遏止發燒和發炎症狀，本身又含有豐富的維他命C，是一種滋養補品。由於黑醋栗能夠預防以及治療甲狀腺腫，因此可算是屬於金牛座的草藥。

琉璃苣（Borage）

這是一種花園內常見的草本植物，値得廣泛栽培。琉璃苣內含鉀、鈣成分，是良好的清血劑和滋養神經的補品。這種植物聞起來像黃瓜，並且具有和黃瓜相同的清涼效果。此外，琉璃苣還有一種興奮劑和抗抑鬱劑，且具有活化腎上腺素、心臟、腎臟和消化系統的功用。只要將一盎斯的葉子加入一品脫的沸水，就可以泡出一酒杯的茶汁飲用，有助於減輕發燒的不適症狀。

琉璃苣可用來治療黃疸，增加授乳母親的乳汁流量。此外，它還能作為敷於發炎、紅腫部位的藥膏。卡爾培伯視琉璃苣為木星和獅子座的草藥。不過，琉璃苣以激發膽識聞名，所以我偏好將它歸於火星和牡羊座支配。

樟腦（Camphor）

被廣泛運用的樟腦油取得容易。外用時，可治療挫傷、扭傷和發炎症狀，也有助於改善發燒和歇斯底里症。寒顫、風濕、神經疼痛，也可以利用樟腦減輕症狀。我個人認為樟腦應屬土星和魔羯座所支配。

香菜（Caraway）

香菜係為最有益之草本植物。適合栽種於菜園中。不論是香菜的根、莖、葉或是種子，都具有利用價值。香菜的根莖可以當作蔬菜食用，葉子則用來添加於沙拉中；種子可調製成藥茶，具有去寒、促進消化、分泌乳汁和鎮定兒童焦躁情緒的功效。當作敷劑時，能促使腫疱化膿，並且強化扭傷的四肢。卡爾培伯認為香菜受水星支配的理由，可能是根據它具有多樣化功效來判斷。

辣椒（Cayenne）

人們可以購買到磨成粉狀的辣椒。這種身兼興奮劑和滋補品的辣椒具有淨化和消毒的效果。辣椒不但可以用來預防傳染病、感冒，而且還有止鼻血的作用。然而，另一方面，辣椒卻會造成皮膚變組。我認為辣椒應屬於牡羊座的草藥。

甘菊（Chamomile）

我們熟知的甘菊茶，是以一盎斯（廿五克）的甘菊加入一品脫（五百五十毫升）的熱開水沖泡而成，這種甘菊茶廣為大眾喜愛和接受。如果在茶中添加一些蜂蜜，更加味美。甘菊可以減輕消化、神經之不適，以及歇斯底里症狀，同時也有助於消除腫瘤和潰瘍。

外用時，可以治療神經痛、牙痛、耳痛。在牙齒治療過後，可以將甘菊茶當作漱口藥水使用，效果顯著。甘菊的功用非常多，它還能用來消除疲勞和振奮精神。根據上述的功用，卡爾培伯將甘菊歸於太陽所支配。

菊苣（Chicory）

在咖啡中通常會加入菊苣的根，以中和咖啡所含的刺激成分。將一盎斯（廿五克）的菊苣加入一品脫（五百五十毫升）的沸水中，就可以沖泡成菊苣茶，當做是一種滋補品隨興飲用，並且具有利尿通便的功效。對於肝臟症狀、痛風和風濕症很有幫助。再者，菊苣還能分解膽結石和去除過多的黏液。我將它歸為木星的藥草。

丁香（Cloves）

丁香是一種生長在東方的植物，不過，丁香的種子和提煉出來的油，卻很容易買到。這種植物具有鎮定、防腐的功效，並且是舒緩牙痛的有名處方。當作茶或甘露酒來飲用，具有保暖、強身和激勵的作用。此外，丁香還能緩和反胃的不適，並且清除胃氣以及淨化腹部。只要將幾滴丁香油加入少許的飲水吞飲，就可以很快地清潔腹部。

西門肺草（Comfrey）

這種植物栽培非常容易——事實上不需要特別照料，就能夠長得很茂盛。西門肺草的葉子可以當作沙拉食用，或者是曬乾後泡成茶汁飲用。在古代，西門肺草因為可以適用於各種病症上而聞名，它原來被稱為是「接合骨骼之草」，從這個名稱，便可以得知它的主要功用。西門肺草治療風濕和所有骨骼的病症（包括骨折和扭傷），功效頗佳。當眼部受傷時，它就是很好的冷敷劑。外用時，能治療皮膚病、挫傷和蚊蟲咬傷，甚至可以預防感冒。

近來，有人又研究出隔離其中致癌物質的西門肺草。然而，就草藥協會的觀點來看，平時人們所攝取的食物，其實大多含有有毒成分，只不過是這些有毒物質的含量，還不足以構成對身體健康的威脅（但就上述所提之最新研究結果來看，研究人員因為餵食實驗室內接受測試的動物大量的西門肺草，才會導致牠們罹患癌症）。在此，我同意卡爾培伯的看法，視西門肺草為土星和魔羯座所支配。

蒲公英（Dandelion）

蒲公英的根莖和葉子皆可加以利用，本身具有清血、滋補和利尿的功效，是一種極具價值的草木植物。蒲公英含有豐富的維他命A、B和C，其根莖經過烘烤，磨成粉末就可以泡製成類似咖啡的飲料，葉子則可以當作沙拉食用。蒲公英有助於減輕肝臟和腎臟的不適症狀，同時也可以消除關節中酸性沈澱物，預防關節炎的產生。

卡爾培伯認為蒲公英是木星的草藥。但是因為這種植物本身具有多種療效，所以我將它歸為太陽和獅子座所支配（蒲公英外觀酷似太陽，就是很好的證明）。

蒔蘿（Dill）

蒔蘿乃是嗽口藥水的成分之一，具有安撫嬰兒的效果，並且還能遏止嘔吐、打嗝和預防口臭。蒔蘿對於清除消化道和抑制潰瘍的成效不錯，所以，被視為是水星和處女座的草藥。

接骨木（Elderberry）

由於接骨木的花朵、漿果或樹葉，皆有利用的價值，被視為是一種重要的草藥。這種植物有催眠的作用，對於肌膚而言，是質地溫和的收斂劑。接骨木還是非常優良的春季滋養品，具有清血功效，能改善風濕和加答兒症狀。其漿果能降低發燒的體溫，促進汗水的排泄，並且可以舒緩灼傷和燙傷的疼痛感。其葉子可以當作茶葉，有助於改善所有水腫的疾病。因此，接骨木可算是金星的草藥。

小米草（Eyebright）

小米草是一種常見的草木植物，小米草酊劑也很容易買到。將其葉曬乾後，煮沸所得的汁液，對於所有的眼疾而言，是一種效果卓著的藥水。如果當作茶來飲用，可以改善胃部和膽囊毛病。卡爾培伯認為小米草具有改善記憶力的功效，並且將它歸為獅子座和太陽支配。我則認為小米草是屬於專司眼部的牡羊座。

茴香（Fennel）

茴香子很容易買到。茴香油則是效果極佳的消毒劑，將一茶匙的茴香子加入二分之一品脫（二百七十五毫升）的牛奶，一同煮沸大約十分鐘左右，所萃煉的茶汁可以舒緩幼兒的腸胃脹氣和腹痛的現象。茴香是罹患腦溢血後的滋補物。所調製的茶汁，對於授乳的母親也很有益處。經過壓榨處理的茴香子，可以改善眼睛發炎的情況。

對處女座的人來說，茴香是一種極具價值的草藥。

葫蘆巴（Fenugreek）

和紫花苜蓿一樣，用來萌芽的葫蘆巴子購買容易。磨成粉末的葫蘆巴子，可以做為治療膿瘡和腫瘤的敷劑。將一茶匙粉狀的葫蘆巴子，加入二分之一品脫（二百七十五毫升）的沸水，所沖泡的飲料，具有改善喉嚨疼痛和胃腸發炎的療效。葫蘆巴也是非常有效的防腐劑。發芽的葫蘆巴子，通常當作沙拉食用，頗具營養價值。

小白菊（Feverfew）

小白菊的用途已漸漸被人所認同，這是近年來的一項重要突破。雖然古代希臘曾記載有關小白菊的使用方法，但是一直到最近才由醫學界研究證實，小白菊確實對人體具有醫療的功效。

這種植物中似乎具有抗炎成分，能夠消解引起偏頭痛和關節炎的物質。此外，小白菊還有助於因壓力引起的牛皮癬、肌肉痙攣等症狀。

栽種小白菊很簡單，但是要費心選擇真正的品種來培植。市面上所供應的小白菊，有些並非真貨。因此，親自栽種，並且經過曬乾過程所得的小白菊，比較安全可靠。磨成細粉狀的小白菊比較容易取用，將它裝置鹽瓶中。在茶餚上灑上少許的小白菊粉，使食物更爽口。

小白菊粉可向杜利小白菊公司（Dooley Feverfew Company）購買，地址如下：Dooley House，Carters Lane，Wickham Bishops，Witham，Essex CM8 3LF（電話

：0631-891-642）。杜利公司會隨函附上有關本產品的一些重要資料。他們所生產的小白菊產品均經過嚴格的管制，栽培而成。

大蒜（Garlic）

大蒜是常見的滋養品之一，可以增強人體對疾病和傳染病的抵抗力。大蒜本身具有促進消化和舒緩風濕症的功效。對於胸部和肺部十分有益。卡爾培伯根據大蒜具有的激化作用，將之歸為火星所支配。

生薑（Ginger）

以薑的根莖製成薑茶，是一種良好的漱口藥水。薑茶或是以薑所製成糖漿都是治療咳嗽的良方。

人參（Ginseng）

以人參根部磨成粉狀物很容易買到。許多人都強調人參的功效，當然不乏一些誇大的說法。但是，人參的確是一種良好的興奮劑，對於整個神經系統來說，具有滋補的效果。人參可以改善神經方面的症狀，或因用腦過度而產生的疲勞現象。

此外，人參還能改善食慾，增強消化功能和減輕胃部不適。人參以春藥著稱，能刺激腦下垂體和腎上腺素的分泌。人參可能是屬於火星和天蠍座的草藥。

忽布子（Hops）

人們可以購買內塡忽布子的枕頭，來治療失眠症。忽布子茶也可以用來治療失眠，並且有助消化。卡爾培伯認為忽布子是屬於火星的草藥。而其他的作家卻指明忽布子為牡羊座所支配。

蕁菜（Horseradish）

磨碎的蕁菜根可作為敷劑使用，具有防腐、醫療的效果。在麵包或奶油上塗抹一茶匙的蕁菜，具有於舒緩支氣管加答兒症，並且減少其內部的腫瘍擴張。蕁菜同時能激化腺狀組織，以排除體內毒素，改善腎臟功能失調的症狀。一些作者根據蕁菜所具有的辛辣特性，判定蓽菜為天蠍座的草藥。不過，我卻認為蓽菜應該是屬於天秤座的草藥。

牛膝草（Hyssop）

牛膝草本身散發著芬芳的香氣，是一種容易生長的草本植物。此外，它還有優良的清潔劑，能夠加快疾病復原的速度。磨碎的牛膝草葉子，可以塗抹在傷口上以預防感染。

牛膝草不但可以減輕加答兒症狀的疼痛感、調整血壓，而且還能減少黏液的分泌。屬於木星的牛膝草，有助於改善所有肝臟疾病，尤其是黃疸。值得注意的是，服用大量的牛膝草會引起嘔吐現象。外用時，能減輕挫傷和發炎的不適。

海藻（Kelp）

長久以來，海藻的營養價值就深受肯定，它本身含有豐富的天然碘。市面一般都是供應碘片劑最多。

海藻有助於預防甲狀腺腫大，而且又含有豐富的鐵質。海藻對雙魚座的人特別有益，所以我將它歸為雙魚座的植物。

薰衣草（Lavender）

薰衣草以其清新香氣聞名，具有鎮定神經、改善頭痛、偏頭痛、頭暈目炫的功效。此外，它還能消除疲勞，恢復體力。以薰衣草做為嗽口藥劑，不但有防腐作用，還能治療口臭。卡爾培伯將薰衣草歸為水星支配，但是我卻認為它是雙子座的草藥。

獨活草（Lovage）

這種植物容易生長，用來清潔肌膚，效果顯著。同時兼具祛風、利尿和興奮作用。對於發燒、胃部疾病，以及月經失調很有助益。

根據卡爾培伯的說法，獨活草是屬於太陽和金牛座的草藥。

薄荷（Mint）

薄荷為家喻戶曉的草木植物，薄荷茶的製法更簡單，薄荷助於消化，並且能促進食慾。同時，也有利用薄荷治療陽萎的說法。

芥末（Mustard）

以芥末做成的敷劑，常用來治療風濕和背部疼痛。而芥末浴有助祛除風寒。服用芥末可以改善胃虛和消化不良的情況。芥末含有硫磺成分，從中取得未經稀釋的油汁則對皮膚有害。

蕁麻（Nettle）

蕁麻是另一種重要的草藥，不應被視為是一無是處的雜草。這種植物所開的花、葉子或種子，都有利用的價值。蕁麻本身是優良的清血劑和春季滋補品。其葉經過烹煮後可以當作蔬菜食用，並且有助於改善不良的循環作用。

對於風濕症的治療也很有幫助。將一盎斯（廿五克）搗碎的蕁麻加入一品脫（五百五十毫升）的沸水中，就可沖泡出用來治療咳嗽的茶汁。蕁麻茶不但能促進消化，能刺激乳汁的分泌，兼具止血、利尿和滋補的功用。

卡爾培伯可能是根據蕁麻所具有的刺激作用，來認定它是屬於火星的草藥。

橄欖（Olive）

市面上常見的橄欖油，具有治療灼傷和挫傷的功效，同時也是一種溫和的瀉藥。對於內臟疾病很有幫助。橄欖油能夠舒緩嬰兒長牙所產生的不適。

荷蘭芹（Parsley）

這種植物含有豐富的維他命A、B、C以及多種礦物質。有些荷蘭芹很適合每天食用，對身體很有益處。此外，它還具有滋補泌尿系統、膀胱和腎臟之功效。兼具鎮定神經和清血效用的荷蘭芹，還能促進消化，並強化消化系統的作用。

許多專家一致認為荷蘭芹是屬於火星、雙子座和水星的草藥。不過，我卻持相反意見。我倒認為荷蘭芹為天秤座所支配。

胡薄荷（Pennyroyal）

胡薄荷是薄荷的一種，生長十分容易，具有保暖鎮定的作用。胡薄荷茶味道清淡，有助於發燒和長牙中的嬰兒。

薄荷（Peppermint）

薄荷油很容易買到，能夠遏止胃腸脹氣和反胃；此外，還幫助消化、促進食慾。用幾滴薄荷油混合水擦拭於皮膚上，就可以改善皮膚不適的現象。

迷迭香（Rosemary）

這種散發著香氣又容易生長的草藥，具有滋養心臟、肝臟和降低高血壓的作用。將一盎斯（廿五克）的迷迭香加於一品脫（五百五十毫升）的熱水中，即可泡製成茶汁，可作為神經鎮定劑使用，對於經痛也很有幫助。迷迭香本身有幫助消化的效用，還能促進循環系統的作用。據說，迷迭香具有增進記憶力的功效。如果當作頭髮滋養劑使用，也能預防禿頭。

我同意卡爾培伯的看法，將迷迭香視為太陽的草藥。

鼠尾草（Sage）

鼠尾草的葉子具有止血功能，可直接塗抹在傷口上。將一茶匙乾燥的鼠尾草，加入二分之一品脫（二百七十五毫升）的水中——經過浸泡，而非煮沸處理——可以用來治療扁桃腺炎和喉嚨生潰瘍的症狀（早晚各一茶匙的分量），同時，對於咽喉炎而言，不失為一種有效之漱口藥水。用鼠尾草泡出來的茶汁，能抑制頭昏眼花和情緒亢奮的現象。此外，它還是神經鎮定劑，並且有益於肝臟，膽和消化系統。

卡爾培伯認為鼠尾草屬於金牛座的草藥。另外，我必須提醒：懷孕婦女千萬不可食用大量的鼠尾草。

向日葵（Sunflower）

向日葵子在市面上很容易買到，而且非常味美，是維他命B的重要來源。將二盎斯（五十克）的種子加入四分之一加侖的沸水中，然後再將其中四分之一品脫的水倒出。剩餘四分之三品脫（四百廿五毫升）的茶汁，對於支氣管炎、喉炎、咳嗽和感冒都很有幫助，並且能預防傳染。具有利尿、祛痰效用的向日葵為金牛座的草藥。

百里香（Thyme）

百里香氣味芬芳、生長容易，兼具清潔防腐的功用。對於發燒和消化方面的病症極有幫助。用百里香的葉子做成敷藥，能減輕發炎的疼痛。此外，百里香還能滋補肝臟，治好頭痛以及因腎臟病而引起的眼花。這種植物由金星和天秤座支配。另外應該注意的是，不可摘取路旁的百里香來服用，因為它會吸收車輛所排放出來有毒的鉛元素。最安全的方法莫過於取用親自栽種的百里香。

金縷梅（Witch Hazel）

金縷梅很容易買到，是一種艮好的藥方。具收斂、防腐效果，而且還可遏止出血、長痔瘡和膿漏等現象。液狀的金縷梅或是軟膏，只能外用。而液狀的金縷梅可以用來按摩牙床。

馬黛茶（Yerba Mate）

通常市面上所供應的馬黛茶為綠茶，具有興奮作用，能改善風濕症和痛風的症狀。

和同種治療法一樣，巴克花卉醫療法著重病人的治療，尤其是針對個人精神方面，而非著重於所患的疾病。

巴克花卉醫療法

這種治療方法所使用的花卉，其實是草藥的延伸。本書列出具有醫療價值的花卉，全是由愛德華·巴克醫生於三〇年代所發現。

這位巴克醫生的頭銜有醫學士、外科醫士、倫敦皇家內科學會領照者、英國皇家外科學會會員以及公共衛生博士等。他毅然決然地放棄原來的行醫模式，改而尋求另一種沒有不良影響的方法來醫治病患。

巴克醫生堅信治療病患本身就等於醫治他們所患的疾病，而且「屬於人體中最微妙的精神狀態，會比身體更明白顯現疾病的徵兆」。因此，巴克醫生選擇以病人的精神狀態做為治療的指南。就我們所知，有的疾病的確是因為心理問題而引起的，而巴克醫生上述的見解，非常具有說服力。

亞瑟·貝利醫生喜愛花卉醫療法，甚於生化組織鹽治療（即使他同時使用上述兩種方法來醫治病患），因為前者能快速舒緩病患的症狀，對於不懂醫術的門外漢而言，花卉醫療法的安全性很高。

一些專賣同種療法藥劑的藥局和健康食品店，都會供應這類具有療效的花卉。一般來說，從花卉中萃取出的物質以液狀為主，通常只需要微少的劑量就足夠。因此，你可以將購買來的配方，滴二滴於一小瓶水中，製做自己的藥瓶。如果調製出來的藥劑，需要保存一段時間的話，只要在瓶中加入少量的白蘭地，就有防腐的效果。

由自製藥瓶中倒出幾滴藥量，可以再以少量的水或牛奶稀釋（如果緊急情況發生時，可以服用未經稀釋的藥水）。每回服用藥劑的間隔時間，以幾分鐘或二至三小時為宜。

同樣的藥瓶也可用來裝外用藥水——以幾滴的藥水摻入一碗水中——具有紓解疼痛、發炎或僵硬的效果。其實，調製自用的花卉配方很簡單，以下所介紹的製作方法普通易學。

如果可能的話，取用一些潔淨的泉水，和早晨所摘下最鮮美的花朵來調配。當然，你還需要選在一個天清氣爽、陽光普照的白天來做準備工作。

首先，將泉水倒入玻璃碗中（千萬不要選用厚玻璃碗），讓花朵飄散在水面，以完全蓋滿水面為止。再將玻璃碗置於陽光下大約三至四小時，或者是直到花朵開始枯萎為止。

最後，當水中已充滿花朵的精華時，即可裝入貯存瓶內至半滿處，然後再倒入白蘭地至全滿為止。

如果乾淨的泉水取得困難，也可以用最純淨的清水取代。

上述的調配方法適合用於龍芽草、岩薔薇、溝酸漿（Mimulus）、紫苔（Cerato）、菊苣、大蓼、矢車菊、龍膽根、鳳仙花、馬勃、馬鞭草、水紫羅蘭等。

以上所列的種類是最基本的處方。目前，愛德華·巴克中心已經研發出三十八種花卉處方。而亞瑟·貝利醫生也開發出獨家的植物處方，並且逐一檢視其醫療上的適用性。

如果讀者想利用植物其他部分，如根莖、鮮葉部分來製作自用的處方，不妨參考下列的製理步驟。將選用好的材質放入清水中加熱三十分鐘（儘可能取得最潔淨的水來煮沸），然後經過冷卻、過濾的過程後，裝入瓶中，切記要留一些空間裝白蘭地。

適用上述製作方式的植物有白楊、毛山櫸、野生酸蘋果、榆木、金雀花、石南、冬青屬植物、角樹、橡木、橄欖和松木等。

巴克中心根據患者的情緒狀況，區分各項適用的藥方。大致的情緒反應類別有恐懼、不安、對現狀缺乏參與感、孤獨、過度敏感、意志消沈沮喪、自暴自棄或是對他人過分操心擔憂等。市面上所出版相關的書籍，對於各種情緒表現有更精闢的說明。

以下，就上述十二種基本花卉處方所適用的情緒反應，做一番說明。

龍芽草（Agrimony）

龍芽草處方適合平時性情爽朗，卻容易因爭執而煩惱的人服用。這類型的人習慣隱藏自己的困難，並且有可能服用興奮劑以度過難關。他們厭惡獨處的感覺，喜歡熱鬧，有緊張和焦慮的傾向，對於疾病很容易心生恐懼。然而，他卻不怕死亡。過度的焦慮和不安，往往使他們有自殺的傾向。

他人的觀點和看法，最容易影響這類型的人，因為他們極欲避免與人爭論，另一方面則是個性隨和所致。

矢車菊（Centaury）

對於那些總想為他人盡心盡力的人而言，矢車菊非常適用。這類型的人通常沈默寡言、性情溫和、有強烈的服務精神，因此可能造成過度勞役自己，而所做的事又時常遠超過該做的分量。當他們感到受支配（特別是被人誤導時）或是過分敏感，筋疲力竭時，就必須服用矢車菊。他們不但否定自我，而且一副願意犧牲小我的模樣。這類型的人，通常意志薄弱，讓別人有機可趁來耗盡他們的勞力。

紫苕（Cerato）

這種植物適用於缺乏自信的人身上。這類型的人通常優柔寡斷，總是詢問他人的意見，無法做決定。善變的性格，注意力不集中，缺乏堅定信念。但是，老愛四處探聽消息和提出問題。他們非常愛說話，讓人無法招架。

菊苣（Chicory）

適用菊苣的人通常過度保護他人。這類型的人喜歡所愛之人隨侍在旁。好管閒事，卻又自以為是在替別人打算，總愛糾正事情。厭惡孤獨的感覺，並且極欲佔有他人。此外，性喜爭辯、霸道。雖然頗具才能，卻極愛挑剔。

他們常挑剔朋友的過錯，卻又害怕因此失去友誼。這類型的人，可能會遭受過度勞心之苦，容易因為想博得同情，操控別人而有憂鬱的傾向。此外，他們還極易動怒，「神經兮兮」、「自怨自艾」，但是，本身卻具有堅強的意志，在關懷別人的面具下，其實隱藏著自私的本性。他們好管閒事的個性令人吃不消，而且常常擔憂，易於哭泣。

大蓼（Clematis）

服用大蓼的人通常缺乏生活情趣。他們個性退縮、沈默、愛幻想，總以為將來會比現在過得更好，卻從不以行動來改善現況。一旦生病，就容易裹足不前，放棄原有的計畫。有時，心不在焉，若有所思，注意力不集中。乍看之下，這類型的人缺乏壯志豪情，對任何事都莫不關心，提不起勁。由於本身缺乏衝勁，做起事來，特別容易感到疲憊。做事不切實際，空想作夢。為了逃避現實，情願選擇生病一途，或是沈溺於宗教，甚至變成精神錯亂。對於噪音特別敏感。正常情況下，即使他們感到不悅，也不會四處大發牢騷（因為他們對任何事情都不感興趣之故）。

他們僅有一點精力很容易被人利用。死亡對他們來說並不可怕，甚至還求之不得。

龍膽根（Gentian）

適用龍膽根的人，具有容易屈服放棄的性格。即使凡事一帆風順，只要稍微發生一點小阻礙，就會令他們氣餒不已。這類型的人愛小題大作。平時很容易抑鬱不振而且沮喪。事情一旦發生延誤或遇到阻礙，就會影響他們的情緒。他們的內心總是缺乏自信和堅定信念。時常不知所以地憂鬱不已。

鳳仙花（Impatiens）

鳳仙花的英文名稱正好描述了適用著的性格。這類的人思想敏捷、行動迅速，無法忍受所訂定的計畫有任何的延誤發生。通常不能承受患病的後果。一旦生病，就急著想趕快康復。對於行動緩慢的人最沒有耐性，因此，他們凡事喜歡獨力完成，不願假手他人。已故的知名占星家查爾斯・卡特（Charles Carter）曾經表示鳳仙花就是適合他自己的處方。適用鳳仙花處方的人通常幹勁十足，容易過度勞役自已。

他們充滿自信、自豪於自己崇高的理想。但是，他們不能忍受任何的束縛，喜歡批評和驅策別人。由於他們不了解別人或許沒有如同他們一樣精力旺盛，因此，他們本身很可能成為難以取悅又嚴苛的老闆。他們患病的起因源自於慌忙、易怒、緊張壓力。所有的症狀，都是因為無法鬆弛自身而引起的。

溝酸漿（Mimulus）

適用這種植物的人，通常對生活心生畏懼，並且容易隱藏內心恐懼。這類型的人，非常害怕生病、發生意外或是孤獨無依——其實這些都是生命中會面臨的難題。他們的個性焦躁不安、猶豫不決。雖然不願意孤獨一人，卻也不喜歡有許多朋友陪伴在旁。為了逃避恐懼的事情發生，他們相當容易得病。

通常他們是個性害羞、沈默安靜的人，並且會儘可能地延遲付諸行動。由於缺乏自信又討厭噪音，不願與人爭辯，但是一旦承受過多的壓力，便會有自殺的傾向。即使是旁人都能使他們精力耗盡。

岩薔薇（Rock Rose）

岩薔薇適用於緊急情況，例如，意外事件、突發病，或是休克的情況等。因此，岩薔薇別名為「急救之藥」。目前，人們可以買到一種名叫「急救藥」的處方，就是由岩薔薇混合其他四種花卉精華製成。

根據供應商的說法，這種處方能適用於所有的緊急情況——如恐懼、驚嚇、神經緊繃、情緒失控等。我認為人人都應該隨身攜帶這種處方，以備不時之需。

岩薔薇適用於憂慮不安、陷於絕望的人。他們通常會有夢魘或做惡夢的經驗，有時也會承受過多的恐懼、絕望或驚慌失措。岩薔薇是花卉醫療名單上的頭號處方，我們都可能有用到的機會。值得警惕的是，目前已經更多的人死於休克遠超過其他意外所造成的損傷。就我所知，岩薔薇（配合「急救藥」處方）是抗休克最快捷的方法。緊急狀況一旦發生，只需將瓶蓋掀開，然後將藥劑吞食下去——就能在最短的時間內，把握最佳醫療時效，而不需要將時間浪費在斟酌適當的服用量上。

馬勃（Scleranthus）

適用這種處方的人，通常個性沈靜，在面臨問題兩難困境上，優柔寡斷，非常苦惱。這類型的人，不會和別人談論自己的困難。有時，他們的問題是因為心情鬱悶、心猿意馬所致，或是不能果斷，無法全神貫注所造成的。自然而然地，他們便缺乏自信，情緒起伏不定，最後可能導致精神崩潰。

這種類型的人反應稍微遲緩，做起事來則有延遲採取行動的傾向。此種捉摸不定的性格，有可能演變成暴戾行為或是悲傷的個性。

馬鞭草（Vervain）

本藥方適用在十二星座中的定性星座身上（如金牛座、獅子座、天蠍座和水瓶座），同時也適用於不易改變自我觀點的人。這種類型的人，通常無法放開心胸去接納不同的聲音，不過卻有過分在意他人看法的傾向。性格果斷堅毅，有控制別人的意圖，並且極欲影響別人，而與自己的想法一致。

當然，這種干預他人想法的現象，有時是因為過分替別人擔憂的結果。此外，這類型的人，充滿過人的勇氣和膽識，較不易向病魔屈服。因此，當應該休息鬆懈的時候，他們往往還在勞途奔波。他們好爭辯，喜歡干預別人的私事。對工作過於投入，以致於經常會產生筋疲力盡之苦。對於權勢汲汲營營，在下屬的心目中，有時是最挑剔嚴苛、難以取悅的上司。他們懷有崇高的理想，但是對於自己一時熱衷的目標，又不惜犧牲自我。凡事全力以赴的個性，有時可能因為過分投入而引起神經過敏，最後終將導致精神崩潰的下場。

此外，他們相當有自信，雖然想法和處事態度堅決而缺乏彈性，但是在行動上，卻非常敏捷迅速，他們時常會因為不自主地緊張，而深感痛苦或變得暴戾。他們精力旺盛，常令周遭的人累得招架不住。

水紫羅蘭（Water Violet）

這種花卉處方適用於獨來獨往的人。這類型的人性情沈靜、溫柔，但是事實上卻是精明能幹、獨斷獨行之人。在旁人眼裡，他們慧黠機敏，不愛與人相處在一起。他們不在乎旁人的看法，因為他們怡然自得，內心充滿平和感。由於性喜獨處，因此不易與他人發生爭執。一有緊急事故發生，這類型的人，會做出果斷的處理，實為難得的人才。

以上所描述的各種行為表現，也許明顯地有其偏頗之處。雖然我有心將這些行為歸入每個星座介紹（儘管有些行為很明顯地符合某些星座的特質），但是卻因為整個出生圖表相當複雜，而且多數的人都有多樣化的行為特徵，因此，很難判定個人所屬的行為類別。所以，我打消原有的念頭。然而，在介紹每一個星座時，我都會特別提到使用巴克花卉醫療的相關訊息，使讀者更能充分了解自我。

書中所介紹的巴克花卉處方，安全可靠，使用者無需擔心會有任何的副作用。可是，一旦患有痼疾，需要專業照料時，千萬不能單靠花卉處方的療效，應該立即就醫治療才對。至於多數的健康食品店，都會供應巴克花卉醫療處方。

整體治療

長久以來，多數從事替換性藥物醫療的醫生，顯然做得不夠完美。套一句讚美詩作者的名言，儘管我們的肉體「驚險奇妙地完成了」，我們同時也是具有心靈的本體。因此，唯有身心每一部分緊密相繫、合為一體時，我們才算真正擁有健康。

基於這種理念，目前已經成立了幾家專門提供病患整體治療的慈善醫院。如今，包括正統執業醫師，都認為唯有整體治療才是最先進可行的方法。

健康咨詢輔導，乃是所有治療項目中重要的一環，而事實也的確如此。其實，許多病患康復的障礙（甚至是患病的主要原因），通常都是從生活或工作中引發而起的。這些身體的問題，可能無法解決或有解決的方法。不過，人們卻可以學習如何去處理這些問題，不使其瓦解自身的生活，或威脅到身體的健康。對於從未接受健康咨詢的人而言，上述的說法可能聽起來像是無稽之談。「有誰能幫助我解決無法理清的問題和困難？」是一個無助絕望者通常有的反應，這種現象是可以理解的。

實際上，專業的健康咨詢所扮演的角色，就是在教導大眾如何改善自己待人處世的態度和應對之道，而所謂的身心問題，自然會迎刃而解，不再影響生活的品質。

在我所著的『占星與自我成長』一書中，列舉了一些例子。案例中的主人翁都是面臨絕望的深淵而無法自拔。可是，透過專業的輔導與治療後，當初無力控制的情況，卻能徹底改善了。

Blackthorn信託醫療中心，就曾發表有關自我醫療和患者潛能的報導。這個醫療機構還提供專業輔導管道，並且還介紹來自大自然的醫藥種類。教授韻律體操和美學治療法等。此外，本醫療中心還受到英國國家衛生事業局（NHS）的青睞與支持。至於就診的顧客群，大多為罹患多重硬化症和巴金生氏病的患者。

我們相信大約百分之九十的癌症病患，都有一個類似的生活背景，那就是長期生活在緊張、挫折或是憤恨的環境中，卻無法抒發心中的情緒。

然而，專業的健康輔導，在上述的情況中，便扮演了非常重要的角色。透過輔導的過程，病患可以學習如何適當放鬆緊繃的情緒。

我先生曾經極力勸導他的病人，即時為腹中的一塊腫瘤做一番詳細的檢查。結果，她得以快速去除擴張的癌細胞，並且接受放射線治療。當時，她的樣子非常的憔悴虛弱，身軀無法挺直。後來，我們建議她到布里斯多癌症救治中心接受進一步的治療。一星期之後，過了個小假期，她就完全變了個人似的，精神煥發，不可同日而語。又過了二年後，她依然非常健朗，享受重生的喜悅。

事實上，她本身的問題，並沒有完全解決，但是，她卻學會不因外在的紛擾而感到煩亂。她明瞭唯有健康的身心，才是最珍貴的資產，所以，她決定善用時間為自己而活。布里斯多癌症救助中心，提供患者飲食指導、打坐治療、健康咨詢輔導和美學治療法等服務。

在St .Marylebone教區禮拜堂地下室的健康中心，從事同種治療、整骨療法、傳統漢藥醫療、按摩療法、健康咨詢輔導和草藥療法等服務。此外，本中心還精心安排許多活動，其中某些活動還需要病患全家的參與和投入。為了方便患者間的社交問題，本中心還提供多項實用性的服務，例如，臨時托兒服務、車輛接送等。

健康中心的主要合夥人派屈克・C・皮耶卓尼醫師，為英國皇家普通醫師學會會員、皇家內科學會會員以及外科博士，在聖瑪麗醫院附設醫學院擔任診療醫師。他著有『醫藥新象』一書，為本健康中心和威爾斯分院做一番詳盡的介紹。此書針對健康問題提供嶄新的思考方向，題材廣泛，值得推薦。

互補醫藥學會承認接受專業機構訓練的治療醫師資格，同時提供合法醫師各項資訊。許多地方都設有此學會的公共資訊站，人們可以至附近的圖書館詢問聯絡電話。

在當地的健康食品專賣店裡，或是所出售的雜誌中，通常都會提供相關實用的資訊。多數的健康食品店也會出售上述的藥方，以及介紹各種治療方法的書籍，供大眾選購。

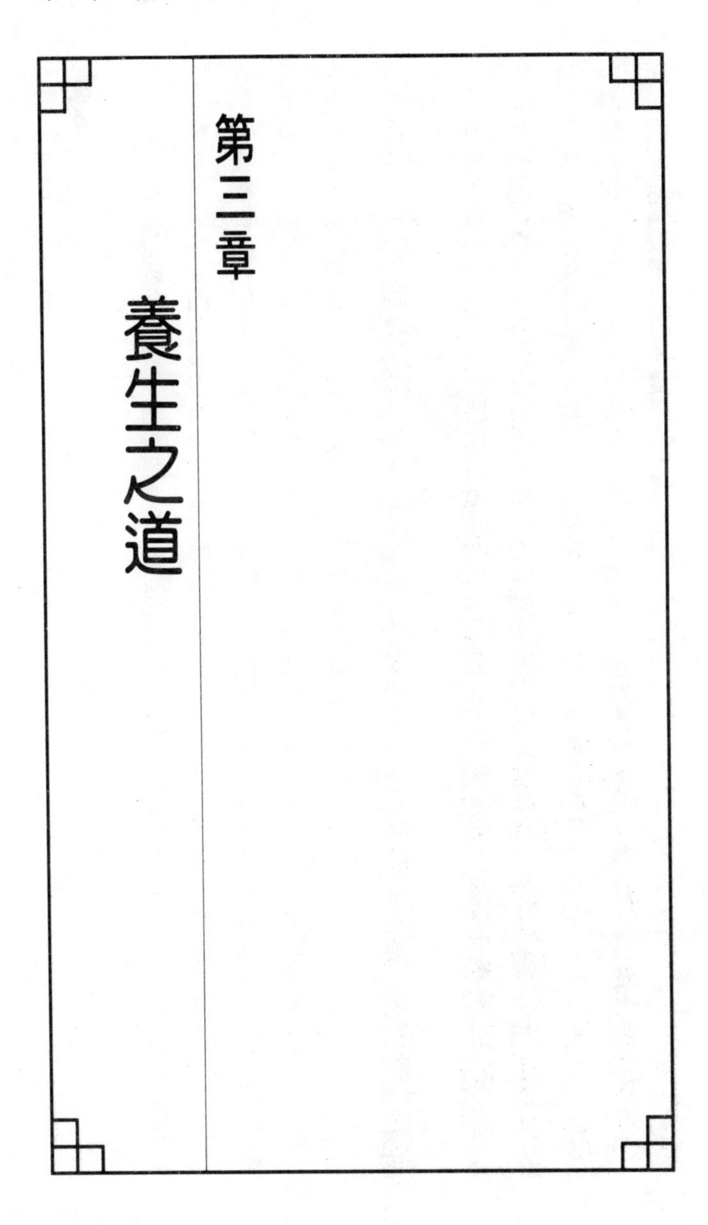

第三章 養生之道

食療法

數年前，報紙曾刊載一則新聞，內容則是描述約翰・尤弟金（John Yudkin）教授在下議院舉行的超黨派會議中所發表的一篇演說。報導中還引用了尤弟金教授的話：「現今，有許多食物供我們取用，但是，其中所含的營養幾希。這些缺乏營養的食物，佔去我們大部分的菜單。同時，人們因為食用過量，反而導致肥胖的發生。」尤弟金教授認為西方國家的先進科技，反而製造了一個「民生富庶卻營養失調的國度」。

同時，一本著名的女性雜誌曾提出警告，「食用過於精緻的加工食品，會導致內臟方面的癌症」。

為何大衆的飲食文化會惡化到如此地步？可悲的是，麵粉廠老闆將小麥分開售賣，把糠當作動物飼料賣出，而將麥胚芽當作主食出售。然而，去掉糠的小麥磨成麵粉後，所含的營養有限，並且還摻入法律所規定的化學添加劑，以符合最低的需求標準。此外，通常在麵粉內都會添加化學防腐劑，以保存新鮮。結果，農場飼養的家畜，往往吃得比我們還要營養，而我們卻只攝取了大量非食用的物質。

造成營養失調的另一個原因，在於我們習慣食用速食食品，並且還期望每一種食物都是事先包裝好，或是製成罐頭食品，可以保存一段時間。到最後，各式各樣的防腐劑，紛紛派上用場（包括近來頗受爭議可能會致癌的硝酸鈉），而且出現所謂的「精製」白糖，其中所含的只是碳水化合物罷了。這種速食文化，無法提供我們任何的維他命或礦物質——事實上，這些食物根本不具有營養價值。

有一句古諺是這麼說的，「臨死之前一定要吃些泥土」。在當時，泥土還不曾噴灑上化學肥料，而且生長於泥土上的蔬菜水果，不需淸洗就能食用，也不致對人體造成什麽傷害。今日，一切都改觀了。所有購於商店的水果和蔬菜，都需要仔細淸洗一番，儘可能去除附著的有害化學物質。

如今，日常生活中充斥著許多教導人們如何攝取食物的資訊——有一些建議是經不起時間的考驗。我在本書中會針對食物的攝取加以討論。但是，首先要介紹的是日常生活中的食物，供爲參考。

麵粉的種類

小麥本身堅硬與否，端視穀粒的硬度和麵質的品質而定。但是，不論是那一類的小麥都由六層外殼、胚芽、內胚乳所構成。最後五層的外殼是屬於糖的部分，含有豐富的礦物質。胚芽部分則含有高百分比的小麥油、磷酸鹽、活酵素和糖分。至於內胚乳則只是澱粉含量。我們所取用的白麵粉（或是精製麵粉）就是用內胚乳製成的。儘管麵包被視為生活中的主食，但是用白麵粉製成的麵包，卻只含有微量的營養。而小麥最有價值的糠和纖維部分，則全都當作飼料出售（如同用昂貴的珍珠來餵食豬隻），小麥胚則分別當作補充食品或特製麵包添加物來賣。一般我們所食用的白麵包，純粹僅含有澱粉而已。

我曾提過，就是因為我們食用的麵粉中，如此缺乏礦物質和維他命，所以法律才會有添加合成物質的規定。

所謂的全麥麵粉，保存了小麥所有的養分。標榜百分之百的全麥粉就是完整的小麥製成。而百分之八十一的全麥粉，就表示其中有百分之十九的糠被篩檢下來。但是仍然包含全部的小麥胚芽、胚芽油和一部分的糠。

上述兩種麵粉都不需要再添加任何物質，就可以符合法律的規定。穀廠所生產的麵包，是用經由麥芽處理的全麥麵粉，再加上一些完整穀類所製成。

用這類麵粉製成的麵包和通心粉，相當美味，口感十足，令人滿意。只需少量攝取，就能夠使身體獲得比食用白麵粉還要多的營養。這就是為什麼這些未加工的原料，價格即使較為昂貴，但實質上，只要少量的攝取就可獲得最多的營養，反而較為經濟實惠。

糖的故事

蔗糖和甜菜糖，都必須經過加熱過程而產生的結晶體。這些用來製糖的植物一經碾碎，就會流出甘甜的汁液。這種甜汁具有其他任何一種果汁相同的養分，但是一旦經過結晶過程處理大約三至四次後，所有的養分和色素就會流失。

「黑砂糖」，一種原始黑棕色的糖，是經過第一道加熱過程後的餘物，本身仍含有重要的鐵質。事實上，糖類的顏色愈淡，所含的營養也就愈少。

至於這些植物的副產品（萃取之原汁）較為人所知的就是糖蜜。它本身含有豐富而重要的礦物質，以及維他命和蛋白質。每一盎斯的糖蜜僅含五十九卡的熱量，比一盎斯的糖所含的一百一十二卡熱量還要少得多（即使是黑砂糖，也含有很高的熱量）。雖然糖蜜含有豐富的鐵質，但是，在西方國家的飲食文化中卻顯得十分缺乏。以糖蜜取代糖才是明智之舉。糖蜜比白糖的甜度還高，而且含有葡萄糖和果糖，比起蔗糖（即所謂的白糖）較不易造成蛀牙。糖蜜很慢才會被體內血液吸收，因此能夠提供長時間所需的熱能。

營養完整的蜂蜜

直接取自蜂巢的純蜂蜜，是一種天然能量補給品，而且蘊含足夠維繫生命的大部分維他命和礦物質。蜂蜜可以快速提供和保存一定的血糖需求，是一種體內清潔劑，大約具有糖類二倍的甜度。每盎斯的蜂蜜含有大約八十卡的熱量。對於身體孱弱的病患而言，服用蜂蜜既安全又有益。因此，我極力推薦以蜂蜜取代糖類的使用。

很可惜的是，蜂蜜一旦大量的貯藏或是進口，就必須經過加熱的過程，如此一來，品質就會大打折扣。因此，最好能購買當地所產的蜂蜜或未經加熱處理的產品，品質才有保障。

蜂蜜具有醫療效果是衆所周知的事。在第二次世界大戰期間，就有人曾將蜂蜜敷於傷口上。除此以外，蜂蜜混合蘋果醋使用，具有預防和紓解關節炎以及偏頭痛的功效。上述這些成分還可以調製清爽可口的飲料。只要二匙的蜂蜜、蘋果醋，混合熱水或冰水調勻後即可品嚐。通常我都是加入半杯水來調製。不過，應該加入多少水，則依各人喜好而定。

如果你有手腳冰冷的現象，就可能有罹患關節炎的機率，那麼你需要每日飲用由蜂蜜、蘋果醋和水所調製的飲料來改善。我的一位朋友有偏頭痛的症狀，自從每次飲用這種特製的飲料後，多年來再也沒有偏頭痛的煩惱。

不過，一歲以下的嬰兒不宜食用蜂蜜。

新鮮蔬果

不可否認的，如果我們平時多攝取新鮮的蔬菜和水果，身體狀況就會得到明顯的改善。然而，實際上的困難在於我們如何才能獲取真正新鮮、不受汚染的蔬果呢？如果因為新鮮蔬果取得不易或價格昂貴的原因，促使人人轉而親自栽種，那麼，我們就能獲得相當可觀的利益了。

如果本身擁有一間大型的冷藏室，就更具親自栽種蔬果的條件——特別是種植一些較為稀有的蔬菜，不但利潤頗高，還可以提昇飲食水準。市面上所出版的園藝類書籍，都會詳細介紹最適合冷凍貯藏的蔬果種類。

如果本身沒有冷藏設備，也可以栽種一些能夠貯藏於商店內的作物（最熟悉的莫過於蘋果和洋蔥）。例如，胡蘿蔔之類的農作物，則可以放在乾燥的沙堆內。

如果沒有適合栽種的菜園，可以利用窗台或陽台來種植番茄。當然，只要窗台有足夠的空間，都可以儘量培植一些草本植物。栽培蔬果不但可以增添生活樂趣，同時還能夠補充飲食所欠缺的營養。這些滋養的物質，才稱得上是真正的食物。

品質取向的購物原則

各類食品專賣店所販賣的食品，通常都比普通雜貨店要來得貴。例如，蜂蜜食品為何無法在一般的雜貨店裡買到，著實令人費解。然而，我們實在應該捨得多花點錢到專賣店選購營養豐富的食品。其實，就長遠來看，我們只需食用少量的營養食品，就可以攝取到許多必要的養分，實在是非常的合算。從前，有許多侷限在專賣店才能買到的貨品，如今卻因為非常暢銷，四處都可以買得到。

像Muesli就是一個明顯的例子。現在，在一般的健康食品店都可以買到比雜貨店還要價廉的食品。我們可以購買做Muesli的基本材料，然後再隨自己喜好，增加一些水果和堅果。如果要選購全麥麵粉和特製麵包，可以到一般的雜貨店去購買，因為他們所標示的價格可能會比專賣店還低。

如果能親自做出自己喜愛的食品，如麵包、酸乳酪、奶油或是Muesli，不但樂趣無窮，而且還非常划算。

發芽的種子

現在，人們可以很容易買到各式各樣用來發芽的種子。由種子培育出的嫩芽或嫩枝都非常可口營養。種子發芽的過程再簡單不過了，不需要任何特殊的裝備和用具，只要一只裝果醬的粗口瓶、一塊薄細的棉布或是類似的質料用來蓋住瓶口及瓶頸部位，然後再用一條橡皮筋固定綁好。

首先在瓶內放置一匙自選的種子，並且裝入普通的冷水，利用搖晃的力量來沖洗乾淨（在冬季裡，只需去除種子的寒氣以促使種子萌芽）。

接著再將棉布固定好，讓瓶裡的冷水透過棉布流出。此時要將瓶子置於陰涼處，而且持續保持傾斜的角度，好讓冷水繼續流出。每天早晚都要一直重複清洗的步驟。視種子的類別而定，大約三至六日的時間內，種子就會長出芽來。新生的嫩芽不但能生食，而且也可以加水烹煮幾分鐘，以保新鮮爽口。最受人們喜愛的種子有下列幾種：

紫花苜蓿（Alfalfa）這種植物的種子可算是個中極品。發芽的過程大約三日。紫花苜蓿的種子嚐起來類似豌豆莢。生食時，味道最佳。

毛豆（Mung Beans）大多數的人都知道毛豆是中國的一種豆芽。它的發芽期費時六日左右。毛豆不論是生吃或熟食都非常美味。

葫蘆巴／草本綠色薄荷嫩芽（Fenugreek/ Herbal Green Mint Sprouts）這二種植物都具有獨特的風味。若能配合其他種類的嫩芽就能做出一道精緻可口的沙拉。

上述的嫩芽都含有豐富的重要礦物質和維他命。當冬季來臨，其他生食蔬菜未生產之際，這些由種子培育出的嫩芽，都可以用來調製成冬季沙拉。

改善外貌的秘密

目前，美容界掀起一股自然風潮，強調使用天然的成分來保養肌膚。儘管各界媒體廣告，大肆宣傳使用酪梨、黃瓜以及其他各種蔬果，能大幅改善膚質，但是許多的健康專家，卻指出人們用來塗抹在皮膚上的乳液，沒有一種品牌具有滲透的效果。如果直接把蔬果當作食

完整食物之營養價值評估表（以百分比表示）

	蛋白質	碳水化合物	脂　肪	熱　量 每盎斯(25克)
全麥麵包	7	48	—	63
精白麥	7.8	83	1.8	102
糠	14	58	3.8	92
巴西胡桃	13.6	8	70	210
黑砂糖	—	97	—	114
奶油	—	0.5	84	223
捷得爾乾酪	27	—	33	120
脫水水果：				
蘋果	1.1	58	0.6	71
杏仁	5.5	47.6	0.2	60
紅醋栗	1.6	56	—	68
棗椰	1.9	64.3	—	74
無花果	2.7	55	—	65
乾李（梅）	2.3	37	—	44
無子葡萄乾	1.8	60	—	71
榛實	13.1	14.1	63	199
蜂蜜	3.5	76.5	—	82
低脂牛奶	36	63.2	—	102
81%麵粉	11.1	73.8	1.6	96
Muesli	12	67	8	107
燕麥粉	12	71	9	114
米（未加工）	7.5	77	1.7	102
裸麥麵粉	6	81	2	105
果汁：				
番茄汁	1.23	2.37	—	6
蘋果汁	0.05	11.2	—	13
葡萄汁	10.3	15-18	—	21
胡桃	13.8	13.9	66	207
小麥芽（加工）	23	55	8.4	107
小麥芽（天然）	28	40	10	101
全麥麵糰（製成通心麵）	13.5	68.5	3.2	101
全麥	11.9	71.2	1.8	94

物來攝取的話，情況就完全不同。

通常人們食用天然食品來美容，能夠收到事半功倍之效，並且還可以擁有年輕健康的外貌。只要投注少量的時間和精神，選購優良的健康食品，就可以擁有烏黑亮麗的秀髮、健康的膚色、潔淨的肌膚或是加倍的活力。如果人們能堅持攝取自然可口的食物，就能夠使生活添增樂趣，並且擁有健康的人生。

自然痊癒法

自然痊癒法被視為是維持健康的一種生活哲學，其特點在於攝取天然食物。每一種食物的攝取含量如下所示：百分之七十五的食物應該屬於鹼性，有助於清潔血管和器官。這些食物包括三分之一的生菜沙拉（菜葉和根莖部分），三分之一的新鮮水果（或是以果乾取代）以及三分之一煮熟之菜葉和根莖蔬菜。

大約百分之廿五的食物具有滋養成分，但是卻有大量的酸性物質產生。例如，大約五分之二的蛋白質（魚類、肉、蛋、乳酪、堅果等）、五分之二的碳水化合物（麥片、穀類、水果乾、蜂蜜以及糖蜜等）和五分之一的脂肪（奶油、人造奶油、堅果油、動物油）是屬於酸性。

如果身體產生了問題，就需要加以改善攝取食物的分量，這個主意雖好卻不容易達成。人們長期處於緊張或過度勞動下，體內的蛋白質很快就會耗盡，此刻，個人的飲食習慣就需要加以調整。例如，蛋白質的攝取量就應該占一日所食的百分之廿五。平日飲食中宜避免攝取過多的澱粉類食物。唯有需要使用大量體力的人，才適合增加澱粉質的攝取。

有人發現很難消化食物中的礦物質，不然就是攝取得不夠均衡。如果能服用特製的細胞組織鹽，就可以彌補上述的缺失（參閱第六八頁）。大家都知道，食物一經烹調，其中所含的維他命成分很容易流失，假如無法攝取到新鮮的蔬果時，也可以利用維他命丸來補充缺乏的營養。然而，飲食只要適當均衡，就不需要服用其他的物質來補充營養。

我相信自然痊癒法的主張，健康才是身體應有的狀態。身體原本就是一具神奇的調節器，可以使疾病不藥而癒。如果人人能謹慎小心地生活並且攝取所需的營養，那麼身體的健康是不需要假藉任何外力的。

許多人由於不正確的飲食，體內反而累積過多有害物質，造成中毒的現象。針對這種病症，主張自然痊癒法的醫生提供了治療的服務。大體來說，這種治療包括一次為期三週，固定的飲食計畫，配合各式各樣的沐浴來刺激肌膚，將體內有毒物質排除。此外，醫生也建議以灌腸方式來達到排除毒素的效果。

過敏症

一般而言，過敏症狀的產生原因多半是來自外在的因素。對於任何的星座而言，這種病症具有影響力。

例如，魔羯座的人很明顯地會有皮膚方面的問題。然而，敏感性的肌膚通常是遺傳而來的。的確，像雙魚座的我和我的一位姊姊（分別是巨蟹座和天秤座屬性）就遺傳自母親（魔羯座）的敏感性膚質。當然，並非所有皮膚方面的疾病是導源於過敏——事實上，有許多的皮膚問題，反而是因為錯誤的飲食習慣或心理因素所造成的。

從屋內的塵埃到花粉都可能造成皮膚過敏。例如，許多承受花粉症之苦的人們都非常清楚，自己對於許多的日常用品、肥皂、清潔劑或化妝品，都會產生過敏的反應。

然而，賽爾耶教授（Professor Selye）和其他專家就曾不約而同地強調，有些人對於特定的食物會有過敏反應，但是這些食物並不是我們常感到可疑的物質。我們都曉得食用過於精製的糖類對人體有害，但是卻沒有人質疑傳統用來治療肺結核的食物，如牛奶和蛋類。

理查・麥卡尼斯醫生（Dr Richard Mackarness）在他所著的『不為人知的錯誤飲食』一書中指出，許多案例顯示錯誤的飲食不但導致身體患病——小至黏膜炎，大至癌症——而且還會造成心理方面的問題。從一些病例可以知道，有些病患嚴重到必須限制在精神病院裡接受多年的治療。他們的症狀不一而足，從極度的抑鬱到暴力行為，其中還包括對自己的傷害等。

雖然一直到最近才有人質疑因飲食而產生的過敏症，實際上，已有多年的實驗證實像大腸炎、濕疹、偏頭痛等慢性病，可以藉由去除患者飲食中的蛋、奶、巧克力和其他普通的食物而治癒。對於少數的人來說，像大麥、麵質等所有的穀類都可能對身體造成傷害，但是大多數的人，還是可以盡情享受許多的食物。

如果我們所吃的食物，不致遭受化學藥物噴灑、或用鋁罐包裝，以及添加調味料和防腐劑等污染的話，我們大可放手依照傳統的方法來處理食物。

對於那些受慢性病折磨，卻又苦於找不出真正發病原因的患者而言，現在或可以針對平日的飲食做一番徹底的反省。

我們大多非常清楚，有哪些食物會一直令我們感到沮喪而儘量不再食用。然而，有些患者所吃的食物，具有潛在的影響卻不為人知。他們通常在食用這些食物後，立刻感到舒適許多，也就因而忽略了食物影響力。

其實，問題的癥結在於個人所承受的壓力。我們假想自己在某一個情景中一直承受著壓力，便能夠了解自己的第一個反應，必定是驚惶失措、苦惱不已，然後才會慢慢適應當時的環境。在長期承受壓力，並且將體力耗盡的情況下，通常，我們表現出的適應力愈好，其實，本身對於突發的崩潰，就會表現得愈激烈。同樣的，在童年時期，強烈拒絕攝取的食物，將來，我們的身體反而能夠適應。於是，為人父母者會說：「當初，我的孩子無法像嬰兒一樣飲用牛奶，但是經過我的堅持下，他已經沒有這種問題了。」

其實，他們並不太了解，身體所承受的壓力，只是一時的壓制。假以時日，這些問題又會以不同的形態呈現出來，然而導致發病的食物，卻沒有遭人起疑。

其他還有因偏食而產生的類似症狀。病患通常會特別喜愛某種食物且經常食用。似乎只需要利用他所愛吃的食物，就能夠幫助他改善身體的不適。可是，一旦剝奪他食用的權利，就可能令他痛苦不堪。因此，當他罹患慢性疾病時，他很難懷疑到原來最喜愛的食物，竟是導致生病的主因。

麥卡尼斯醫生建議，食用可能致病的食物以前，先只飲用清水五天，然後加以判斷食用這種食物之後是否會有立即的反應產生。如果在只飲用清水的五天內，病情仍繼續持續存在，就證明這個可疑的物質並非致病的因素。

上述的測驗方法效果卓著，並且可以清楚證實何種物質才是致病的主因。然而，這種方式因為需要重複用來測試多種可疑的食物，所以相當費時。

布萊恩•巴特勒（Brian Butler）的方法，可以大幅解決上述的問題。在介紹這方法之前，我要再次強調大部分的人平日攝取的食物相當廣泛，他們之所以食取這麼多種的食物，只是為了確定身體能因此獲得全部所需的維他命和微量元素。麥卡尼斯醫生本身就提倡以肉類和脂肪為主的飲食文化。

不久前，我才聽過一位醫生倡導多攝取纖維質，不要攝取脂肪的說法。可見，專家之間的看法並不一致。對於那些想培養正確飲食觀念的一般人來說，最好是能為自己的飲食負起責任，並且尋找符合身體需求的一套吃的哲學來。

當我有高血壓的毛病時，我就成了素食主義者。經過三個月之後，我的血壓就恢復正常。顯然，我為自己做了一個明智的決定。然而，人人都是獨立的個體，應該親自去找尋最適合自己的飲食方式。

膽固醇的問題是我所寫的題材之一。許多人不清楚自己的血壓，卻知道自己的膽固醇含量。我們了解膽固醇是體內產生的一種物質。一旦人體內製造了過多的膽固醇，身體的健康就會亮起紅燈。迄今，我們仍然無法掌握導致膽固醇過高的因素為何，但是就我們所知，最好儘量少攝取高膽固醇食物。當然，千萬也別因為擔心膽固醇過高而使血壓增加！

艾里斯岱•庫克（Alistair Cooke）曾說過一則有關一位美國人每天吃二打雞蛋的故事。醫生們都十分迷惑，這位美國人的膽固醇含量為什麼還能這麼低。原來，他總是強迫自己吃下那些雞蛋，而且還揚言，「都是這些該死的雞蛋毀了我一生。」然而，他卻活到八十八歲的高齡。

人體運動機能學

人體運動機動學是根據約翰•賽醫生所著『如何保健』一書的原理。約翰•賽醫生在美國創立了「養生基金會（Touch for Health Foundation）」，並且培訓了許多專業的指導人員。在英國國內已有愈來愈多的人具有專業指導資格，而巴特勒先生就是少數全職健身指導之一。他的工作主要在於教導人們如何照料自己的身體。因此，他自視為這方面的教育家，而非僅是位治療師而已。在專訪中，巴特勒先生向我解釋到肌肉試驗的技術。這門學問專門用來查明身體內產生不均衡狀態的部位，及其產生的原因。

他指出這種技術將多方面納入考慮：其一是屬於心靈層次，包括心理、情緒、精神方面的活動；其二是屬於身體層次，包括肌肉、骨骼的構造；再者是化學層次，記述人體器官以及屬於身體的生物化學反應，包括食物的消化作用和排除體內毒素的功用。

部份利用肌肉測試所做的診斷目的，在於決定身體失衡現象，究竟是由於營養、活動力或是肌肉失衡所導致，還是受到心理因素的影響所致。

巴特勒先生說：

肌肉試驗技術最神奇之處，就是能立即標示出因食物而引起的疾病所在。人體各種的肌肉結構，都和不同的器官有關聯，例如，胸肌就和胃部機能有關，由此就可以判斷出某種物質是否會對人體產生任何反應。

我之所以使用「反應」的字眼，是因為我要區別過敏與反應是兩種不同的現象。攝取某種食物後立即產生的「反應」，也許是「過敏」的現象。但是，食用反動性食物只會使身體過了一段時間之後產生倦怠感。這種食物只會造成腎上腺疲乏，使神經疲憊，最後連身體抑抗蛋白質入侵的免疫系統，都降低了防禦功能。

巴特勒先生認為預防甚於治療：「人們執著於原有的生活方式。但是，在一些情況下，既有的生活習慣反而使我們的健康出了問題。因此，不合宜的生活方式必須改善。然而，人們往往對上述的說法嗤之以鼻。」

約翰・賽醫師相信人人都應該學會如何照顧自己的身體，他並指出「養生基金會」所訂定的課程計畫，能夠提供大眾明智實用的入門方法，以均衡發展飲食、運動、肌肉和能量各方面，同時，教導大家如何謹慎觀察身體各部位的運作，以達到自助及幫助家人獲得健康。

雖然，人們患有痼疾時，最好要接受專業的協助和醫療，但是，我們應該鼓勵大眾為自己的健康負起責任。

要測驗食物是否會產生身體上的反應，方法很簡單。接受測試者只需向前伸出左手，並且與身體呈九十度角。左手拇指直指地板，使左手和地皮也是呈九十度的姿勢。如此一來，手臂的模樣就變得十分滑稽。然後測試的人用右肩支撐住受測驗的對象，以使之平衡。接著再用右手壓在受測者伸出的左手手腕關節上，並且持續施以固定的功力大約二秒鐘左右。

這次最初的測試目的，在於判斷肌肉是否運作正常。如果肌肉因而感到疼痛或是疲軟，那麼接受測試的對象，就必須先強化自己的肌肉機能。

如果受測者本身已擁有強健的肌肉，此時，就可以將任何物質放進他的嘴裡。受測者不一定要將口中的東西吞入，但是最好以咀嚼方式，然後再吐掉的效果最好。至於把東西放進嘴裡的用意，在於試驗受測的對象，是否還能支撐得住手腕上相同的壓力。身體產生的任何變化，都明白顯示攝取的食物在某種程度上對身體有害。反應愈是顯著，就代表這種食物會對身體造成愈大的影響。測驗中所使用的物質，如果對特定的對象產生不利的影響，就表示受測者的肌肉，將無法支撐一隻手指微弱的壓力，更遑論能否支撐得了三隻手指正常穩固的壓力。

這項肌肉測驗只需花費幾秒鐘而已。在試驗之前，接受測試的對象，需要先將嘴巴漱洗乾淨，好讓二十種至三十種物質可以在幾分鐘之內就測驗完畢。值得注意的是，千萬不能讓受測對象過於勞累，或是肌肉伸展過度。

這項技術簡單，人人可學。然而，要常加練習，並且抱持謹慎小心的態度。截至目前為止，巴特勒的學生已經超過一千名左右，其中還包括兒童在內。從他的教學經驗中，巴特勒先生發現最令學員感到有趣和興奮的，是他們在測驗中能夠從身體得到立即的回饋。

學習這項技術的過程中，人們很容易就可發現哪些食物對人體有益，甚至還可以用來強化肌肉機能。

運動與鬆弛

正確的飲食習慣、新鮮的空氣、適當的運動和休息，是身體健康不可或缺的要素。然而，就當前我們所處的環境而言，要想擁有構成健康的基本條件絕非易事。就飲食方面，我在前面已經詳談許多，至於運動方面，我在星座篇內會提出最適合各星座從事的項目種類，所以，在此不打算深入探討。

值得一提的是，有些運動本身也具有鬆弛身心的功能，例如，瑜伽、韻律體操、園藝工作、步行等項目都有助於紓解緊張的情緒，對身體來說，百利而無一害。反觀其他的運動，大都屬於競賽性質的活動，很容易造成身心的緊張。後者的運動項目能夠強健肌肉，包括心肌在內，同時還有助於保持結實的體格。然後，在運動之後，卻沒有讓身心鬆弛舒緩一番的話，很可能會造成身心的緊張和疲乏。關於運動方面，我要引用瑜伽術中的一句話來提醒大家，「運動適量最重要，過與不及的運動，都應該避免。」

老少咸宜的運動

當年齡逐漸增長時，運動對我們來說相形地更爲重要。以下列舉的運動項目適合於每天早晨來做，只要幾分鐘的時間就可以完成。如果能夠養成每天早晨做運動的好習慣，就算到了老年，還是一樣可以保持活動的體力。

我所列出的運動項目都不激烈，但是，最好能依個人的能力來做。一旦繼續保持運動的好習慣，你將可發現自己的機動性增強，不久之後，定能超過我所建議的運動量。

早晨起床前：練習一

平躺於床上，將其中一隻腿的膝蓋彎曲至胸前（或是儘可能地彎曲至胸前），以適度的彎曲不感到疼痛為原則。這種練習沒有競賽的意味，所以你只需要試著保持以及改善自己原有的活動力。然後，數五下，再把腿放下來。

另一隻腿重複同樣的練習，然後再稍作休息。

接著，慢慢將膝蓋移至胸前，然後把雙腿抬直或是擺出最舒服的姿勢。再慢慢將雙腿放在床上。這項運動有益胃部肌肉。誠如美國友人所說的，這項練習有助於紓解胃腸脹氣，免除腹脹之苦。

早晨起床前：練習二

躺在床上，將一隻腿抬起維持舒適的角度，並且用握緊的雙手支撐住，接著再緩慢地將足踝移至左邊七次。如果你覺得這個動作有點困難，剛開始時，可以減少練習的次數，然後再逐步增加至七次——或者如果你喜歡的話，也可以增加至十次。

接著，以同樣的方式移至左邊，最後把腿放下，換另一隻腿重複剛才的練習動作。

起床時：練習一

身體保持直立的姿勢，肩膀向前轉動七次後休息。肩膀再向後轉動七次。同樣地，在運動的過程中，如果有困難之處，最好在最初能減少轉動的次數，然後再慢慢增加至七次。如果所從事的工作，常令你背部和肩膀的肌肉感到酸痛的話，記住在一天之內一定要間隔著來做這項練習。這種練習對於一般的肩部運動和聳肩等都很有幫助。

起床時：練習二

身體保持直立姿勢、雙臂向兩旁伸展。手臂打直，上下擺動手腕至二十次。這項練習雖然不能使你昇空高飛，但是保證能使你的腎上腺素保持流暢。做完這項練習後，會感覺到活力充沛。

起床時：練習三

身軀直立，雙手置於身側，頭部向左擺，低頭，轉動頭部至胸前，再轉到右邊。接著再由右至左重複剛才的動作。這項練習可做二至三次。

我保證上述的運動練習絕不會花費超過五分鐘的時間。每天早晨，我都會做這些練習。

事實上，我也沒有多餘的時間來做其他的運動。

人人都應該好好保握時機，每天做這些有益健康的運動。即使是像轉動的練習，並不一定非得躺在床上做不可——就算是坐著的姿勢也可以做任何運動的話，我極力推薦你至少要做上述的練習項目。

深呼吸練習

深呼吸的重要性是不容置疑的。藉著吸入空氣至肺部的動作可以刺激血液流動，防止血流遲緩不順暢。血流如果正常，可以沖掉鈣沈澱。這種沈澱物質很可能會囤積在關節處，特別是手指部位，最後造成關節炎。對於手腳時感冰冷的人來說，可能會罹患關節炎和風濕症的機會。如果每天早晚都做深呼吸的練習，就能防止這些疾病的發生。

做這項練習的另一個好處，就是能讓人在早晨頭腦清醒，到了晚上還有助身心鬆弛。做深呼吸之前，應該穿著寬鬆舒適的衣服，並且保持舒適的坐姿或站姿。然後吸氣，數二下之後，再把肺部裡的空氣全部吐出（這項練習總是遠超過你所想像。而我通常在做完時，常發現自己會製造出一些奇怪的呻吟聲）。接著再吸氣，數三下之後，再重複剛才的練習，然後逐步增加至十下。每次都以增加一下為原則。如果你有頭昏眼花的現象時，就需要視自己的能力來做。不過，大多數的人都可以做到十下左右。

許多身體的緊繃都是心理因素造成的。因此，如何讓個人的心靈得以鬆弛，則極待有心人士來發掘。如就這方面來探討，我特別要提出打坐法和生物反饋二種方法。

打坐法

要使心靈空白，不受任何思緒影響所佔有，是件非常困難的事。既然如此，那些會造成身心緊張的念頭，就應該以輕鬆的想法來取代。

我曾經教導人們鬆弛自我最簡單的方式，就是閉上眼睛，深呼吸幾次，然後幻想自己處在一個令人寬心的環境中。可能是在田埂上漫步，或是徜徉於廣闊的海景中，也可能是置身在一座艷麗奪目的花園內。

不論人們幻想什麼情境，他們必須感受到自己身歷其境——像是親自聞到花朵散發出來的芬芳等。做這項練習，就能夠神遊那片令人心醉的仙境長達十分鐘之久，或是更長的時間。屆時，一切的緊張與壓力就會消失殆盡。

上述的練習乃是最簡單的打坐方式。

目前有許多專門教授打坐法的學校，他們各自擁有獨特的技巧。有些學校甚至還針對提昇精神領域來教導學員。此處，並不宜談論有關這些學校的詳細資料。不過，讀者應該不難發現，他們所提供的課程項目有哪些種類。

生物反饋

對於「反饋」這個字眼，相信我們都不陌生。當我們和他人討論計畫或報告時，得到由他人回應所傳達的意見，這個過程就叫做反饋。他人提出本身對問題的看法和見解，使我們重新評估，甚至修正未來的處事方針。

例如，一名網球選手會從教練身上，甚至經由觀看錄影帶中得到反饋，進而矯正自己比賽中的缺失。

同樣地，生物反饋也就是從我們的身體內，獲得資訊。從各種檢查設備中，可以測量出心跳、脈搏和體溫，甚至還可以測定出腦部緊張的程度。

經由發現，透過測量所得到的訊息，人們能夠隨意使脈搏跳動緩慢下來，或使身體部位溫暖或變冷，最重要的是能夠降低本身精神的緊張程度，進而使精神鬆弛，這也正是我們接下來要討論主題。

測量的過程如下：將一只小型的測量儀綁在手腕上，感覺如同是戴上一只手錶似的，並不會有太大的不適。

腦波一旦從完全清醒且活躍的β波轉變成α波（舒適自在的狀態），再轉換成θ波時（此時的意識呈瞑想狀態，原始的創造力有時會在此形成），手腕上的測量儀就能檢驗出腦波活動的情形。ζ波（Delta wave）通常只在熟睡中出現。

即使是很難放鬆情緒的人，都可以藉由專注鬆弛的意念上，使腦波轉變成α波。只要學會這項技巧之後，就不必再藉助測量的儀器——因為接受過訓練的人，已經知道保持身心鬆弛的方法，一輩子也不會忘記。

這項技術已證實能有效治療偏頭痛、緊急性頭痛以及降低高血壓和失眠症狀的發生，同時還能恢復對受損肌肉的控制能力。目前，這項技術還沒有在英國國內完全普及。

藉由親身體驗，我相信這項技術將可帶給人們莫大的福祉。但是也可能有例外產生。如果接受訓練的對象，只一味沈迷於機器的作用，卻忽略了使用的目的，那麼就可能無法真正學會放鬆身心的方法了。

精神上的健康

綜合本身多年來的經驗，我得到的結論是：唯有身心兩方面的健康才算是真正的健康。在此，我並非暗示著人人都應該致力到達某種程度的完美，但是我認為我們應該意識自己正朝著這條精神之路邁進。

如果我們無法認清本身的信念和最終目標，無疑的，將使我們的心靈不知所措。以致我們的身體狀況，很容易受生活中瑣碎的事情所影響。在生命中的某些階段裡，我們的心裡都會有所疑惑：究竟生命的意義為何？有什麼事情是值得去做的？如果，同時有一連串的不幸接踵而至（就如同我們偶爾都會有經歷），我們很容易就會面臨所謂的「精神崩潰」，這是一種精神上的危機。

當全部的努力和決定都白費時，很可能使我們產生自殺的念頭，甚至會因而剝奪我們生命中所有的幸福和喜悅。

由於上述的原因，我相信各式各樣重視精神發展的心理治療都在指導人們如何掌握自己的生活。這個趨勢在美國尤其顯著，而歐洲各界也愈來愈重視這種心理治療。

有些治療法確實具有相當的價值。我們依照舊有的觀念和想法行事，卻無法使之發揚光大，以符合現實需求。我們都知道：有些人需要走出他人的呵護來發掘自尊所在。原本重視自己本身的價值，是一件再正當不過的事，因為「每個人的存在是獨特可貴的」，但是卻受到以自我為中心的天性影響，使我們自招危難而無法領會付出的喜悅。

所以，我們必須在只關心自己和過分替他人擔憂之間，尋求一個平衡點。當然，這件事情並不容易做得圓滿。如果我們太過於重視利己主義，只會徒使我們疏離人群。反觀我們一味替別人操心，也很容易讓自己活得不自在。

想法和信念，原本就是非常個人化的事。世界上，沒有人能替別人製作出一套想法來，但是從占星和歷史的教訓中，卻使我們明瞭了一個事實，那就是不論生命或機會都是綿延不絕的。

如同萊爾・華生（Lyall. Watson）在『羅蜜歐之錯』（The Romeo Error）一書中指出，所有生命的本質或許會改變其存在的形式，但是卻始終不會消失過。人類已經從各種不可思議的逆境中存活過來，一些古老的文明沒落了，新興的文化取而代之。如果我們能開放心胸細心觀察，應該不難發現，生命中有無數個機會等著我們去挖掘。

我們或許會認識一些正值壯年的人，卻自認年齡已長，不可能再有任何作為，或者認識積極擴展新的生活體驗而年邁之人。在國內，隨著「開放大學」的成立，可以看到許多成熟穩重的社會人士，把握機會學習各項技能以及吸收新知，並且成功地證明了成就不分年齡的事實。

其中一定有許多人當初完成義務教育從學校畢業之際，曾經以為接受大學教育和獲得學位的機會，已經永遠離開他們了呢！

「你永遠不知道在轉角的地方會有什麼新鮮事發生」是我祖母的口頭禪。每當有人心情沮喪時，她就會以這句話來安撫他。

在星際中，行星永遠不停地運轉著，運行的軌道卻絕不重複。然而，在出生圖表內，出現在重要部位的每一項變遷，都會帶給我們無窮的挑戰和機會。

據說，有位偉人曾經詢求一句座右銘，可以使他在絕望中獲得希望，在幸福中，不致過分得意。這句座右銘就是「凡事如同過眼雲煙，終將成為過去。」這句話說得一點也不錯。但是我寧願將我的座右銘定為「凡事終將到來」——只要時機一到，心中所盼望的事情就會實現。

我們的心靈渴望獲得成長的機會。如果連這項要求都無法滿足的話，我的心靈就會因為得不到這項精神食糧而凋零。身體一旦失去了生命的泉源，又怎能獲得健康呢？

我將學習占星的方法與許多占星家分享。我相信人們已歷經多次重生，為的是要學完所有的人生課程，而個人的出生圖表就可做為是此生的優良指南。因此，我堅信生活的目的，在於學習發展成一個更完整莊嚴的個體。

根據這個信念，我們可以展開雙臂迎接所有的生活體驗，不論是好是壞，全當作是達到目的的一種工具。

此外，每一種新的體驗，都能夠擴展我們的生活領域——套句詩人但尼生的話：「所有的體驗如同一座拱門，閃光從中穿透至未曾遊歷的國度。當我移動步伐慢慢接近時，所有的界限就永遠消失無蹤。」

我無意將個人的想法加諸在讀者身上。不過，在介紹每一個星座時，我都會針對各自的心路歷程提出一些建議，希望讀者們能夠從中獲得益處。大體而言，凡是適合於心理的，必定適合於精神層次。

因此，如果你是屬於水象星座的人，並且有過於替他人操心的傾向，在心理上就需要培養某種程度的超然態度，好多重視自己，藉由尋求內心的平和來解除擔憂的心理。唯有如此，才能步上適合自己的精神之路。

或許會有人感到納悶，我為什麼會在『從星座透視健康』一書中，談論所謂的精神價值。對此疑問，我只能表示，完善的健康是由身體、心理和精神三方面構成的。也唯有重視這三方面的完整發展，才能獲得真正的健康。

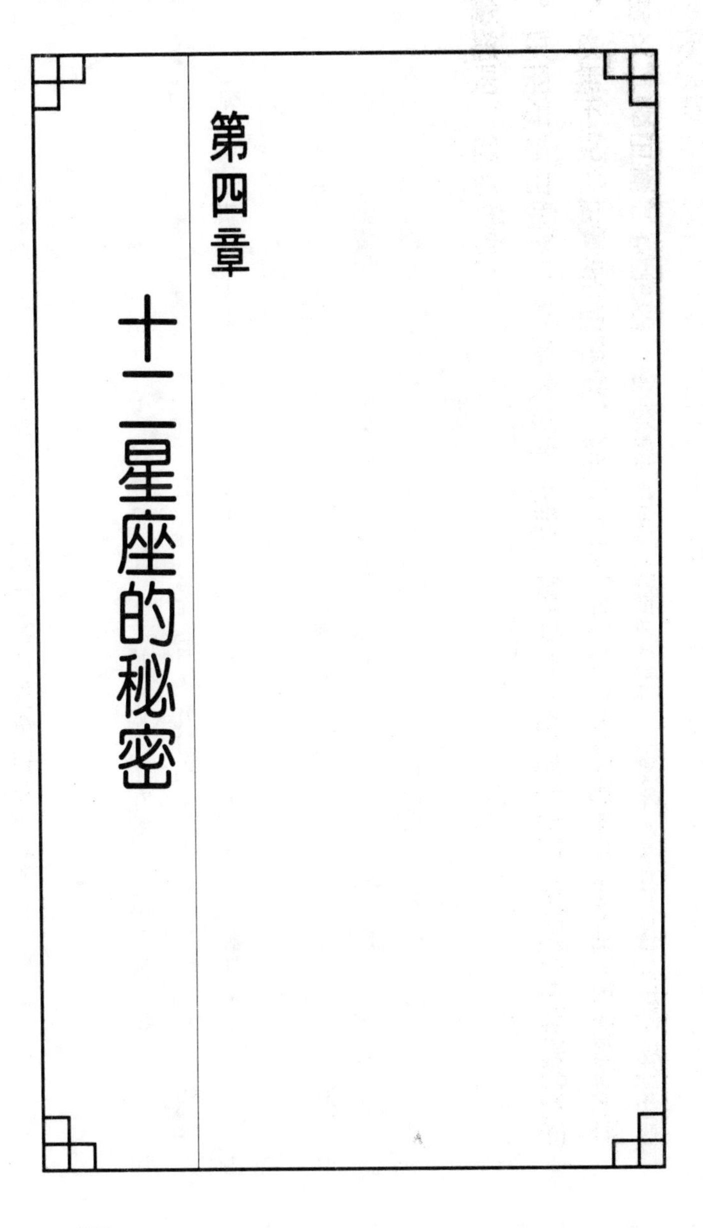

第四章

十二星座的秘密

前言

大多數的人都知道，十二星座是依照出生之時，太陽所在的位置來劃分。報章雜誌所刊登的占星專欄告訴讀者，凡是在三月二十日至四月十九日出生的人，就是牡羊座，而那些人通常也會告訴親好朋友，自己是屬於牡羊座的人。其實，許多人並不了解其中的含義——占星家的意思，是指太陽所處位置在牡羊座而言。

出生圖表中，太陽所在的位置，占有非常重要的分量。但是，話又說回來，太陽所處的位置，並非影響個人運勢和性格的唯一要素。其他如月亮以及太陽系中的八大行星，也和個人的命運息息相關。至於所謂的上昇宮（即指在某人出生的時刻，正從東方的水平線上昇的星座），也具有某些程度的影響力。

如果你還不清楚自己所屬的星座，就要詳加閱讀以下的說明，並且，站在健康的角度來選擇與自己有關的資料閱覽。如果已經得知在出生時刻，月亮，上昇宮或主宰星所在的位置之後，就可以參閱所屬星座的詳細描述。此外，也可參考一下掌控生命活力的火星位置。

然而，個人的出生圖表非常複雜，可能很難使每一項星座說明都符合自己的狀況和個性。因此，人人都應該以開放的胸襟來面對書內的建議，並且適度調整，以符合自身的需求。例如，你將發現，即使自己屬於射手座，卻具有處女座在健康上所有的疾病和心理問題，並且需要求助於為處女座建議的治療方式。

書中所建議的運動項目或許未必適合你。但是，這絕非是不做任何運動的藉口。個人能夠另外尋找同性質的活動，來替代書本所提議的項目，以鍛鍊身體。

我認為許多的治療方法，都能適用於大眾身上。不過，對於沒有在個人星座中列出的方法，並不代表它們不適用。為了能擁有健康的身心，多花點心思去找尋合宜的方法和健身的機構，是非常值得的事。同樣地，要將所有合適的醫療類別全列入書中，也十分不易。不過，為彌補這個缺憾，在本書的附錄中，則記載了其他的相關資訊，而以健康為題材的雜誌，也會提供大眾重要的指南。

每個人的性格中，或多或少都會揉合了其他星座的特質。要想掌握個人完整的性格，就需要做適度的平衡。自然而然地，較為代表個人的特質就會突顯出來。這說法乍聽之下有點荒唐突兀，但是，只要我們逐一參考每個星座的特性，就好像流覽生命旅程的每個階段，那麼，個人獨特的性格全貌，就會清楚展現在我們的眼前。

例如，在牡羊座身上，我們看到甦醒的生命現象——人類文明的開端。在初春的美好階段，生命的展現和存在的意念，構成生活的必要特質，任何宏揚生命的事物正緊緊相互連繫著。

冬去春來，萬物待興，人類必須攜手合作、團結一致。接著金牛座將我們的注意力移轉至實際事物上——耕田、施肥和造屋。所有滋養保護身體的相關事物，都和地球上的生命現象同等重要。唯有耐心和毅力，才能使身體獲得基本的保障。

雙子座階段，代表智力的發展，正意謂著人我的溝通和各項風俗習慣的學習。這個過程涵蓋甚廣，從相互的閒聊，交換心事到求學授課，教學相長。雙子座同時也強調活動的重要性，有時人們可以漫無目的地追求新知，或是步上冒險之旅途。

所謂齊家、治國，方能平天下。因此一個社區團體的建立，首重家庭。從巨蟹座的身上，可以看到主婦的角色扮演，同時也代表守護人類全體的母親，撫育柔弱下一代的偉大情懷。這個星座，同時也暗示著愛國情操和以國為榮的特質，必然將在下一個階段呈現。

因爲衆人期望所產生的領導人物將要管理衆人。獅子座象徵秩序權威和組織。藉著幕僚的成就，彰顯一國之威望。獅子座散發君王般的氣質，同時也表現於睿智的見解中。犧牲自我為大衆謀福祉，是獅子座寛大為懷的表現。

擁君王而出，奠定獅子座王權的尊榮。而衆人就扮演家臣隸屬的角色。於是處女座出現了。他們樂於服務人群，而不為一己之私。從他們身上，可以得見一般辛勤耕耘的人民風範。

現在，人們已建立安定繁榮的社會，並且在生活無慮之時，可以自由地專注於別的事情上。就天秤座來看，正透露出人類互動關係已漸受重視。此刻，人我相處的技巧、國與國之間的外交關係，以及尊重不同意見的胸襟，就顯得非常重要。天秤座的人需要明瞭他人的作法和思想，就如同自己的一樣，正當而有用。步入這個階段，即是強調公正的概念萌芽之時。

從天蠍座身上，我們看到一種漸增的慾望，想要洞悉大自然的奧祕以及增加彼此的了解。天蠍座的人所具備的強烈性格，不但可以釋放，也可以成為一股毀滅的力量。步入射手座階段，人類的心智活動，開始轉向哲學和法律。不但擴展生活的領域，使生命別具意義，而且解脫了以往舊思想僵化的束縛。這種解放自由的影響一旦走入極端，雖然可以互解所有的限制，卻也造成思想僵化的毀滅。

魔羯座的特質，在於喚起個人的雄心壯志，提供個人足夠的毅力達成目標。個人的理想愈崇高（就精神層面而言，魔羯座促使我們達成目標的影響也就愈大）。追求物質化的目標，反而會自招危難。

水瓶座的人不喜虛偽，厭惡虛假事物和不公正的律法。為了理想，他們不惜以革命取代平和的手段，廢除不合時宜的規定和命令。

雙魚座是個置身於較高層次的神秘家，不斷尋求偉大的真理，並且懷有遠大的抱負。一旦理想過於崇高而不切實際，就會使他陷入幻影世界中。

環遊十二星座一周後，得知生命的課題，正逐漸使我們彼此投入自我的發展中。每個星座可能都會承受過多的壓力，並且製造許多問題。但是，只要我們細心研究每個星座，就可以更清楚看出個別的差異和問題所在。

人生泰半都耗費在工作之中。每天都有堆積如山的事情極待完成，一旦身體不適，就會引起緊張和壓力，最後導致健康不佳。個人需要多花點心思做生涯規劃，時刻探討和反省生活的方式，並且應該思考對身體健康會產生影響的事情根源。我認為這種自省工夫是值得去做的。個人只要仔細探索人生種種的問題，自然不難發現各種機會正敞開雙臂，迎接有心人的造訪。

以下所做的星座分析，期望能再協助讀者做一番深度的自我巡禮。

牡羊座（Aries）

太陽位在牡羊宮大約是從三月二十日至四月十九日。如果個人的上昇宮為牡羊座，或是出生之時，月亮或火星正好位在牡羊宮的話，也算是屬於牡羊座的人。此星座的主宰星就是火星。

牡羊座屬於火象星座。結合火星的充沛能量，使得牡羊座的人，天生精力旺盛，體能過人。行動上，敏捷而積極，絕不拖泥帶水。由於具有過多的活力，使得牡羊座的人不易停歇下來。他是屬於開拓先驅的類型——具有冒險犯難的精神。凡事寧為雞首，不為牛後。對於新奇的冒險最能樂在其中。對待衆人，熱誠一片，是一位優秀的領導人物。有時，又會很快爆發熱情，或付諸行動。不過牡羊座發完怒氣之後，很快就遺忘。因為生命何其短暫，到處都有出人意表的冒險等著他去挖掘。

牡羊座的頭腦聰慧，但是，做起事來卻有先行動後考慮的傾向。他的心智有如脫繮野馬，一刻也不停歇（身體亦是如此），並且老是想盡辦法來試驗腦中層出不窮的新點子。

兒童時期的牡羊座，因為只專注在個人的私事上，所以完全表現出自私的性格。其實，這只是源自於欠缺考慮的作法罷了，與自私無關。一旦警覺到別人的需求時，他就會成為那種赴湯蹈火的人物。

由於具有本位主義的傾向，一旦有任何看不順眼的瑣事發生，就容易小題大做。基本上，這些小事會使他過得不順遂，成為煩惱之源。然而，牡羊座具有不可思議的膽識，只要他願意，任何嚴重的身體缺陷，都無法擊潰他堅定的信念。

很可惜的，並非所有的人都能成為領導人物。因此，有許多牡羊座的人，會發現自己只不過在扮演部屬的角色，而且從事著無趣且重複的工作。這些工作只需要一點進取心就能勝任。這樣的生活方式，很容易造成精神緊繃，必須靠平時的嗜好、運動或是其他的兼職差事來發洩情緒。為了覓得合適的工作，在一個有遠程目標、有挑戰性的環境裡奮鬥，即使有萬般阻力也值得一試。如果牡羊座的人，想要完全感受成就的喜悅，就應該把野心和精力發揮在領導事物上。在工作中，倘若無法滿足他的需求，就必須從其他活動中去尋找成就感。

牡羊座很少會因為心理因素的影響而罹患疾病，因為他不會鑽牛角尖，也不會花太多心思在人際關係的建立上。受到主宰星火星的影響，具有過人的精力。這聽起來好像是件可喜之事，事實則不然。由於自認擁有豐富的能量，牡羊座的人，反而容易過分消耗自身的活力。再者，他們很容易發生意外事故。因為本身動作迅速，卻倉促冒失（也就是表示他們從不注意前方的動態），過於高估處理問題的應變能力，以致於像灼傷、挫傷和割傷等傷害，對他們來說，早已是司空見慣之事。如果牡羊座的人能夠意識到這個問題，並且將本身的步調放慢，就能減少意外的發生，並且有助放鬆自我。

牡羊座非常需要擁有相對星座天秤座的平衡特質。如果要想確保身體的健康，就必須使身心完全地放鬆。他們還需要學習如何適時適地停下腳步，而不是把精力花費在比別人快一倍地完成目標。也就是說，他們必須在工作和休息之間，適當妥善地安排自已的時間。

在飲食方面，需要多攝乳製品食物、蜂蜜、堅果、葵花子、芝麻、番茄、甜菜根、檸檬、葡萄柚和芹菜（參閱細胞組織鹽篇）。

對於牡羊座而言，任何體能運動都很適合，尤其是需要身心協調的運動項目。通常，他們會成為團隊中的領導人物，並且熱愛危險性高的運動競賽。

如果想要真正地做到自我的鬆弛，就必須練習生物反饋的技巧。

牡羊座支配的身體部位有頸部、大腦組織和腎上腺。本身除了常會有意外發生，還可能罹患頭痛、偏頭痛、眼耳鼻方面的傳染疾病，以及發燒、暈眩、鼻炎、神經痛。此外，也可能有牙病之虞。

每天飲用蜂蜜和蘋果醋調製成的飲料（各二匙的蜂蜜和蘋果醋，並加入一杯水中摻勻），可以改善偏頭痛的症狀，加強身體功能。如果腎功能遲緩，可能會引起頭痛的產生（參閱有關天秤座的描述內容）。

牡羊座對於針灸、足部反射療法和按摩法（快速式按摩再接著鬆弛式按摩）的反應良好。

平時，應該備妥同種療法藥劑中的金盞菊酊劑、山金車（片劑和軟膏）以及硫肝，以促使傷處痊癒，還有治療扭傷用的毒葛和治療眼疾的小米草酊劑，以當作急救之用。此外，還需準備巴克花卉處方中的急救藥（Rescue），岩薔薇或百合花。細胞組織鹽之一的磷酸鉀和巴克花卉處方之一的鳳仙花配方，則適用在較長時間的治療。

有助於牡羊座的草藥如下：

蒲公英：內含牡羊座所缺乏的組織鹽——磷酸鉀，能改善腎臟功能的失調。

羅勒：能促使傷處痊癒。

香蜂草：適用於所有發燒的不適症狀。

佛手柑：有助於精神鬆弛。

琉璃苣：有益於腎上腺組織、腎臟和發燒。尤其當體力過度透支時，格外有效。
西門肺草：能使骨折或扭傷加速痊癒，同時，適合用來冷敷受傷的眼部。
小米草：用來治療眼疾。不過，使用同種療法中的小米草酊劑較為方便。（參閱小米草酊劑）
接骨木：用於發燒症狀，兼具舒緩灼傷和燙傷功用。
甘菊：定期服用可以預防偏頭痛。
百里香：適用於發燒、發炎的傷口、頭痛、偏頭痛和腎臟疾病，效果良好。
加蜜列（Chamomile）：外用時，能治療神經痛、牙痛和耳朵痛。
人參：一種普遍的滋補品，適用於用腦過度時。
牛膝草：外用可以治療挫傷和割傷。
薰衣草：適用於頭痛和偏頭痛。
軟膏或是液狀的金縷梅：具有止血功效。

對於牡羊座而言，心理和精神上的健康可以用「均衡」的字眼來形容。要想清晰表達自我，對他們來說，是種很困擾的慾望，通常還會耗費他們所有的精力。個性外向，頭腦活躍的牡羊座，從未給自己充分的時間去思考鹵莽行事的後果。由於生活過得緊張而忙碌，很容易被突如奇來的疾病擊潰。如因疾病造成身體殘廢，生活步調突告停頓，就會使得他們的心靈創傷格外的嚴重。

牡羊座的人，如果想要榮登領導者的寶座，就必須尊重他人應有的權利和存在價值。所有火象星座的人，容易與人群疏離（或者自以為高居他人之上），儘管他們所表現的行為並不太明顯。牡羊座的人，無法忍受愚蠢糊塗的感覺，但是只要本身稍微謙遜些，就能讓他們體會到下下智的人，也能貢獻一己之力；此外，他們還能因此更尊重其他的同伴。只有在需要幫助的時候，他們才會了解本身的能力有限。

不過，這種感受是他們最不能克服的。或許牡羊座堪稱最有男子氣概的星座（當然也是最英勇的星座），不過，需在求助他人時，他便會感到柔弱無助。

事實上，牡羊座需要多和別人接觸溝通，尊重他人就像尊重自己一樣。唯有如此，才能成為個性圓融，面面俱到的人，而不是像典型的牡羊座，我行我素、自我迷戀一樣。值得慶幸的是，我們大都具有多種星座的特質和個性，而呈現較為中庸的一面。如果有人比較具有牡羊座性格，建議不妨「放慢腳步，過著均衡的生活」。

金牛座（Taurus）

太陽落在金牛宮的時間，大約是從四月二十日至五月二十日。如果月亮或金星在你出生之時，正好位在金牛宮，或者金牛宮位在上昇宮時，你也會具備金牛座的特質。

金牛座屬於土象星座，由金星主宰。如同所有的土象星座一樣，金牛座擁有腳踏實地，凡事務實的性格。然而，受到金星的影響，也具有敏銳的心性，頗富創造力，是愛好藝術和大自然的星座。

姑且不論主宰星的影響，金牛座在所有土象星座中，算得上最「世俗」之人。他崇拜唯物主義，對於可以觸摸、生長或塑造的物質最感興趣。此外，他也重視有形的資產，並講究肉體的享受。

感官上的滿足，對他而言非常重要。只要有機會，就會儘量滿足自己的需求。如同大地之母一般，金牛座的人，過著豐富多采的生活，同時扮演著生產者的角色，期望能具體地留名後世。

金牛座的人，具有驚人的價值觀，因此，容易被美好的事物和有價財物所吸引，而金融界也對他發生影響力。最優秀的金牛座，具有沈穩、寬容和親切的性格。和同屬土象星座的魔羯座一樣，是個値得信賴的人物。他還能適時完成任務，展現無比的耐力和魅力（如同代表此星座的公牛圖案）。此外，金牛座的人，喜歡謹愼行事。這種不急不緩的做事態度，全然表現在建造華屋、整齊豐碩的園圃，以及所有美麗勻稱的手工技巧中。

金牛座的他，不易發怒，常予人安靜的感受。除非是受到旁人過度地激怒，才會使他如同瓷器店裡兇猛的公牛玩物。

威脅金牛座健康的因素，在於過分重視本身具有的天性，因而變得庸懶、放縱、不愛運動，而且耽樂於享受。

金牛座需要安全感，且渴望得到愛情的保證。基於這兩種基本需求，在與他人交往時，往往會產生強烈的占有慾，甚至到了卑劣的地步。除此之外，金牛座的人，個性固執，不易接受改變。事實上，變遷的環境會令他全身不自在。至於本身具有愛好自然的偉大情懷，則深深影響他對健康所持有的態度。一接觸大自然，整個人就像能從大地中攝取能量似的，頓然精神奕奕、活力充沛。如果金牛座的人，想要擁有真正的健康，就需要恢復和自然原有的親密關係——例如從事園藝工作，或盡情於田野鄉間漫步。

因為個性使然，金牛座時常被藝術工作所吸引，不過，這類的工作，必須讓他感到安全無憂。因此，他往往會選擇實用而有利的職業，將藝術工作當成是平日的嗜好。再者，擅長理財的金牛座，也會從事與財務相關的工作。他也喜歡親自動手設計、建造一些東西，最後，終於造出完美脫俗的成品。金牛座如同所有土象星座，樂於見到具體的成果。他之所以會選擇這類型的職業，完全由於本身的藝術氣質和務實的性格合而為一的表現。因此，金牛座的人，絕不會投身於冒險投機的職業中，那只會令他憂心忡忡。

受到金星的影響，這個星座的人，很會享受人生。他的生活裡充滿著美食、醇酒，並且擁有一個溫馨而舒適的家，同時，也追求所有身體上的享受。

每個星座總是比其他星座，更容易罹患某些疾病。就金牛座而言，會有喉嚨感染、支氣管炎、甲狀腺腫和體重過重之虞。這些問題是由於身體容易積留分泌物而引起的。所罹患的疾病，包括頸部問題、氣喘和蓄膿症。此外，金牛座的人，應該避免身體肥胖，並且確定每日運動充足。對他們來說，腎臟有時是身體上的弱點，多飲用草藥茶汁可能會有所改善。

至於在金牛座的頸部脊椎上（第一頸椎和第二頸椎骨），可能會產生緊繃的現象。由於金牛座的身體容易積留黏液，造成加答兒症的發生，也往往使得身體笨重，行動相當遲緩。

不過，金牛座的人，通常都擁有強健的體格，因而都能保持身體的健康。

飲食方面，從攝取天然食物之中，獲益良多。不論何時，金牛座的人，都需要節制於美食和醇酒的熱愛。通常，草藥療法和巴克花卉醫療，對他們較為有益。

金牛座所需的組織鹽為硫酸鈉，可以協助去除體內的分泌物。不過，金牛座的人，會發現很難吸收到這種物質。一旦感到不適、緊張或憂心時，可以藉助硫酸鈉來改善。

運動方面，金牛座的人喜歡步行、打高爾夫球、游泳和跳舞。通常游泳和跳舞是他們最擅長的運動項目，對他們來說是相當重要的運動。

金牛座的人藉由崇尚藝術的嗜好（如果這種嗜好並非是每日的工作），音樂、園藝、釣魚和接近大自然的方式來放鬆自己，以便充電，重新擁有活力。

屬於這個星座的人，喜歡按摩（利用刺激式的按摩，能夠瓦解體內的脂肪組織），尤愛香味治療法。

就同種療法藥劑而言，金牛座的人，最常使用洋白頭翁藥劑。其他還有用以治療花粉症的金盞菊酊劑，以及適用於休克症狀的山金車酊劑。

下列的草藥有益於金牛座：

覆盆子：能防止尿瀦留。

黑莓：用於治療喉嚨感染、黏膜炎，同時，也可預防並治療甲狀腺腫。

菊苣：具有去除多餘黏液的優良效果。

接骨木：適用於所有的水腫症狀。

葶菜和牛膝草：對於改善黏膜炎、支氣管炎和減少黏液的效果良好。

鼠尾草：可以舒緩喉嚨潰爛，當作嗽口藥來用。

向日葵茶：可以改善支氣管炎、喉頭炎、咳嗽和感冒症狀。

屬於金牛座的人，都應該定期食用海藻，因為其中所含的碘，有助於預防罹患甲狀腺腫，同時應親自種植營養豐富的葫蘆巴來吃，以幫助抑制咽喉炎的症狀。

適合金牛座的巴克花卉處方為馬鞭草。由於金牛座的人，對於使用巴克花卉醫療反應極佳，我建議，他們購買相關的書籍閱讀，然後再找出合適的處方置於家中，以備急需。

金牛座的人，面對疾病時的悲觀態度，和堅持遵守命令的個性（如果他們自認為比別人還行的時候），可能會使病症治療的時間延長。一般來說，他們能夠度過許多難關，並且仍抱持沈著耐性。但是，一旦疾病降臨在他們的身上，很快就會使他們意志消沈，一蹶不振。

這種對於健康所抱持的消極態度，在他們看來是很普遍的現象。他們寧願忍受身體不適，也不想積極尋求治療的對策。

在心理方面，金牛座非常需要有踏實的感覺——腳踏實地的真實感受。這種心理反而造成他執拗己見，難以接受別人的想法。本身的占有慾，同樣容易使他否定了所愛的人是有其自主權的個體，而非他的私人財產。固執的個性加上強烈的占有慾，尤其使得金牛座的人，在處理親子之間的關係上，出現嚴重的代溝問題。然而，正常說來，金牛座的人，喜歡和孩子保持良好的親子關係，熱愛家庭生活。

要使得心理上完整無缺，在精神層次上有所增長的話，金牛座的人，應該認清以上兩個主要的性格缺失，更為包容寬大才是。

雙子座（Gemini）

太陽位在雙子宮的時間，大約是從五月二十一日至六月二十日之間。如果月亮或水星在你出生之時，正好位在雙子宮，或者是雙子座位在上昇宮的話，你也算是屬於雙子座的人。

雙子座屬於風象星座，主要是與所有攸關溝通之事相關。本身是擅長辭令的能手，舉凡寫作、演講樣樣精通，而且頭腦敏銳活躍。

雙子座是屬於有智慧的類型，而非感性、情緒化的人。典型的雙子座，不會和別人建立更深層持久的人際關係（當然，沒有人會具備完全的雙子座性格）。正確地說，雙子座的人，不屬於任何地方——或是堅持自己的想法。他的世界充滿變化，一旦學習新知後，原有的觀念和思想，就會隨著快速改變。一時興起，他還會搖身一變成為架勢十足的辯論家，且極端機敏。不過，他有自欺的傾向，很容易使自己相信現今的主張，是一直存在心中的。

這個星座的人，討厭被束縛的感覺，對於一成不變的生活方式，以及單調乏味的工作環境，最容易使他興起逃離的念頭。在他所使用的字彙中，找不到以「單一」為開頭的字眼，因為雙子座本身，代表雙重性格的化身。此外，雙子座不但手巧，頭腦也相當靈活。不過，他們往往容易一次承擔太多的計畫，然而這些工作卻需要靠嚴格的自律精神來完成。在雙子座的出生圖表中，如果缺乏實踐和負責的特質，那麼，真正的雙子座，可能會是典型「博而不精」之人。他不但焦躁不安，而且總是覺得外國的月亮比較圓。

不管雙子座的人是否討厭和他人建立親密的關係，他們和所有的風象星座一樣，都需要朋友。能夠彼此交換意見和心得的人，才是雙子座最需要的朋友。至於適合雙子座的理想伴侶，則是那種能夠分享他的理念、在心靈上也能鼓勵他的人。由於本身不具占有心理，因此，雙子座的人，也無法忍受對方有這樣的性格。

至於雙子座兒童，如果天生的活力和慾望過分受限，就會沮喪抑鬱。如同較年長的雙子座一樣，會因為無聊乏味的生活，而患了身心相關的疾病。所以，對雙子座而言，選擇合適的職業，使本身活躍的心，得以保有好奇的特質，乃一件重要的事。雙子座的人，不喜歡朝九晚五的辦公室生活，較偏好從事可以掌握自己生活的工作，而且工作的時間，可以依自己喜好而定。適合他們的職業有業務員、報社採訪記者、無約新聞雜誌記者、快遞人員，以及工作時數不固定，屬於動態又可交換想法觀念的相關職務。

就如同空氣必須不停地移動，否則就會滯礙不前一樣，雙子座的人，在受到限制的情況下也會有遭受威脅的感覺。

雙子座的主宰星水星，專司所有有關傳播的方法，特別是支配將腦部訊息傳達給其他身體部位的神經系統。雙子座的心智靈活、行動敏捷，同時也意味著本身充滿智慧，適應力強的特質。但是，往往又因為專注太多事情，造成精神殆盡，產生神經疾病。他們極需要好好鬆弛自我一番，卻又難以做到。對他們來說，瑜伽不失為一種放鬆身心的最佳方法。這種運動方法不但能使心靈安寧，而且動作緩和，容易控制。在練習生物反饋技巧時，由於雙子座的人，太過於注重其運作過程，反而無法獲得圓滿的效果。

在感情方面，他們反而呈現冷淡的性格。雙子座重視理智甚於感情，而且容易隱藏內心深層的慾望。就像所有風象星座，一旦有爭執發生，他們的心情就變得十分的煩亂。或許就因為這個原因，以致於他們寧可與他人保持疏離冷淡的關係。

雙子座支配人體的手、手臂、肩膀、肺和神經系統。容易有支氣管、肺部、氣喘和神經炎的症狀產生。如果從事需要整日利用雙手和肩膀的打字工作，往往會造成慣用部位的肌肉發生病變。但是，透過按摩和適度的運動，就可以大為舒緩，改善症狀。

劍術是雙子座所喜愛的運動項目，不但可以鍛鍊肌肉，同時還能培養眼睛和手的協調性。雙子座的人，需要相當大量的戶外活動，足夠正當地耗盡體力，才能達到身心鬆弛的效果。在夜晚時，最好避免從事刺激心靈的活動，否則會造成睡眠不足。

事實上，雙子座的人，非常需要充足的睡眠，好讓過於活躍的頭腦獲得充分的休息。結合舞蹈動作的韻律體操，深受雙子座喜愛。對他們來說，人生的頭號敵人，就是單調乏味的生活方式。那正是為什麼他們總是讓自己非常忙碌的原因之一。這種心態，往往只使他們完成少數的計畫，因為他們很容易在工作尚未完成時，就跳到另一項工作，以保持對事情的新鮮感。生活中，唯有能培養他們自律的事情，才能使他們受益。像瑜伽和韻律體操這兩種有規律原則的運動，就是最好的例子。

就治療方法而言，舉凡足部反射療法、按摩和香味治療法，都很適合雙子座。至於脊椎指壓治療和整骨治療，則可以幫助他們克服任何肩膀疼痛。

同種療法所用的山金車酊劑，有助於休克症狀。馬錢子可以改善神經性消化不良、神經性頭痛。小米草酊劑則適用於花粉症。氯化鉀是雙子座所需的組織鹽，不但扮演血液調節劑的角色，而且具有預防肺病的功能。

雙子座的飲食必須均衡，應盡量攝取蔬菜和水果。

有益於雙子座的草藥如下：

佛手柑：能幫助身心放鬆，具有催眠作用。

琉璃苣：是一種優良的神經滋補品。

大蒜：有益胸部和肺。

蔊菜：幫助舒緩支氣管性黏膜炎。

薰衣草：是專屬雙子座的草藥，具有鎮定神經的功能。

蕁麻：是另一種優等的血液清潔劑。

向日葵：有益於所有支氣管疾病。

巴克花卉處方之一的龍芽草，對於一些雙子座的人有益（詳情請參閱巴克花卉醫療法篇有關龍芽草的敍述，然後再決定自己是否合適使用）。

雙子座的人，發現想找個時間停下腳步，聆聽自己內在的聲音，是一件難事。就如同我先前描述過，雙子座視自己的知識於萬事之上，而且重理智、輕感情。然而，受到雙子座潛在的主宰星金星的影響，雙子座的人，需要在心理和精神兩層次上去發展。他必須和別人建立親密的關係，並且適度表達內心的感受。

由於不斷追求新知，以致沒有多餘的時間和別人接觸。因此，雙子座的人，雖然交際廣闊，卻鮮少有親密的朋友。倒頭來，所建立的膚淺友誼，可能會因而背棄他，並且陷他於孤獨之中——對於具有社交手腕的雙子座而言，上述的情況無疑是種可悲的命運。如果要避免這種情況發生，唯有撥出寶貴的時間，多花點心思去經營人際關係。

從新一代的雙子座身上，可看出他們利用智慧做客觀的評估和判斷。他們不再憑直覺反應，凡事已能做出最佳的決定，態度圓融而有彈性。原本具有無法滿足的好奇心，如今也用以尋覓人生更深層的意義。如同相對的射手座一樣，雙子座的人，也可以成為「快樂的哲人」。

巨蟹座（Cancer）

太陽位在巨蟹宮，大約是從六月二十一日至七月二十二日。如果在出生時刻，巨蟹座位於上昇宮，或是月亮位在巨蟹宮時，你也會具有巨蟹座的特質。

月亮是巨蟹座的主宰星，而且影響著地球的潮汐和周期，因此，也意味著巨蟹座在情緒上的波動情形。屬於巨蟹座的人，常常會無緣無故地感到沮喪消沈，但是過了幾天又會有三百六十度的轉變，有如站在幸福的頂端樂不可支。其中還有些人的情緒表現，正好隨著月亮盈虧而變化。因此，讀者不妨也花幾個月的時間來觀察月亮的變化，看看自己是否也是屬於上述的巨蟹座之一。

如果你總是在新月或滿月時，處於顛峰狀態，卻在新月之前，或是月缺時，心情頓然低落，你就可以由此試著調整自己的生活步調。例如，當你不想出遊，就不要付諸行動。一旦情緒陷於低潮時，這個方法可以幫助你了解事情的時效性，從此再也不必為此煩心。

月亮和月經周期也有明顯的關聯。男性巨蟹座同樣也會經歷到情緒和體能上的變動。

巨蟹座是最具母性光輝的星座。如同所有的水象星座一樣，他們是直覺敏銳、感情纖細的一群。雖然他們喜愛照顧別人，不顧一切地保護下一代（例如小孩，或是一個計畫或主張），但是他們同時卻也十分執拗頑固，不易讓孩子在長成後，過著自主的生活，在十二星座之中，巨蟹座的人，最容易杞人憂天。事情不論大小，都值得他們費心思量。無事一身輕時，反而更令他們苦惱。

巨蟹座感情纖細脆弱，極易受到傷害，卻不表現出來。同時由於太容易沈溺過去，以致舊傷一直在他們心中揮之不去。雖然所有的水象星座都有這種現象產生，但是以巨蟹座的情況最為嚴重。當然，沈溺在過去的回憶中，純粹是徒費精力的事，況且，只會將自己傷得更深。

巨蟹座心中渴望建造一個窩——他們必須擁有立身之處，並且照顧他人，才不致覺得活著沒有意義。

就母性特質而言，巨蟹座的人，通常是個優秀的家庭主婦，廚藝精良，往往鼓勵家人「

把飯菜吃光光，身體才健康」。對於典型的巨蟹座而言，這種飲食觀念非常要不得，因為和其他的水象星座一樣，他們必須與體重奮戰。體重的問題，部分是身體積留過多的分泌物所造成的，同時也是因攝取過多的家常菜餚而引起。上述兩種現象很容易影響到消化系統的作用，而這個系統早已受到巨蟹座慣有的憂心所危害。因此，巨蟹座的人，一旦為事情而煩心時，應該避免進食才對。

即使巨蟹座的人，具有保護他人的特質，但是實際上，他們也同樣需要被保護、受人尊重。對於他人無意的輕蔑和拒絕，他們往往因為太快加以猜測，而自艾自憐、相當痛苦。他們也需要家人溫暖的呵護和鼓勵，才會快樂。

個性堅毅忠實，古道熱腸。當別人或親友陷於困境時，他們會即時伸出援手來幫忙。在照顧不幸者當中，以及控制情況、洞察問題時，巨蟹座的優點就會流露出來。對於周遭的人，他們總是憐憫以對，而且願意分享旁人的感受。

由於巨蟹座的個性使然，所以在很短的時間內，他們很快就變得沮喪，並且陷入憂鬱的情緒中。和雙魚座一樣，造成他們心情沮喪不振的原因，通常是因為無以名狀的恐懼——杞人憂天的表現。

他們渴望安定，並且辛勤工作，以建立一個穩定的財源基礎。雖然不會揮金如土，卻總願意為提昇生活品質付出錢財。

所有有關服務大衆的工作，較能吸引巨蟹座出生的人。像烹調和撫育的職務，就能引起他們的興趣。巨蟹座的人，通常會從事與歷史相關事物的職業，如古董商、古董管理人、歷史學家以及研究員等。其他如藝術方面的工作，也具有吸引力。

對於過去的一切，他們懷抱著一份特殊之情，本能地想保存這些舊有的事物。因此，他們可說是活在回憶中，被昔日饒富趣味的玩物所包圍著的人。同時，巨蟹座性喜蒐集物品，包括雜物在內。對他們來說，所有老舊之物都價值不貲。對於新奇的物品，他們反而抱持懷疑的態度。

在懷古的同時，他們的思緒，可能雜陳著過去失敗的經驗和錯誤（誤解別人有意或蓄意的輕蔑眼光）。無法忘懷教訓，但是連該遺忘的不愉快經驗，也都牢記在心而無法釋懷。

只有在心情愉快時，巨蟹座的人才會發揮幽默的特質。也唯有此時，他們的身體才會格外的健康。一旦心情憂鬱消極時，就很容易被疾病纏身，因而造成病情的惡性循環。

巨蟹座支配的身體部位為胸部、胃和消化管。憂慮和緊張的情緒會影響身體健康，引起神經性消化不良、潰瘍、胃炎、便秘和其他胃疾。

巨蟹座的人需要定期運動，舞蹈能吸引他們的興趣。團隊比賽也是他們所喜歡的項目。不過，由於他們本身的自我防衛心十分強烈，因此，較不愛參與危險性高的競賽。

多數的巨蟹座，需要以按摩方式來去除體內積存的分泌物，消除多餘的脂肪組織。觸摸治療、自然痊癒法和巴克花卉醫療等，都非常有效。

就飲食方面，宜多攝取纖維質含量豐富的天然食物，例如，糖和整顆果實（包括蘋果皮和梨子皮等）。這些食物對於體內雜質的排泄很有幫助。巨蟹座的人，天生就是頗具創意的廚師，通常喜歡拿整個食物來做實驗，並且創新獨特的食譜，造福家人。

本性易擔憂，具有強烈的防衛心理，極可能使巨蟹座的人成為憂鬱病患，這種傾向非常危險。事實上，人們只要一味地擔心身體，就可能會生病。唯有使自己忙碌起來、忘了那些小毛病，才能對抗這種憂心的傾向——人們一旦將許多身體上的小病痛拋諸腦後，不去在意，自然而然地就能擺脫病痛的陰影。這個現象實在不可思議。然而，這並不意味著可以將慢性疾病置之不理，而是說明巨蟹座的人，沒有必要擔心疾病的降臨。

同樣地，如果屬於巨蟹座的父母，一直不斷地對子女的每一個毛病，都小題大做一番，那也很容易使孩子成為憂鬱病患者。多數的巨蟹座父母，都以為子女沒有什麼反抗心理，事實卻不然。不過，這些子女卻無法抗拒被教導為自己擔憂的童年生活，一直到成年後，仍然無法擺脫憂慮的陰影。其實，只要本身願意，巨蟹座的人，很容易就能自我鬆弛。他們大都喜歡韻律舞蹈和創造性的活動。

同種療法所用的馬錢子6，有助於改善胃部不適的症狀和神經性消化不良，因此巨蟹座的人應隨身備妥。此外，洋白頭翁30藥劑，也是極佳的替代品。

氟化鈣是巨蟹座所需的細胞組織鹽，能幫助增加組織細胞的彈性，以防止靜脈腫瘤、子宮或直腸脫垂。

有益巨蟹座的草藥如下：

竹竿：具有鎮定胃部的功效。

香蜂草：能收鎮定胃部之效，對於不孕和月經不規律很有助益。

覆盆子：有助於防止尿瀦留。

香菜：有益授乳婦女。

丁香：能幫助消除胃脹氣。

胡蘆巴：具有舒緩胃炎的功用。

茴香：有益授乳母親，並且能去除胃腸脹氣。

獨活草：可治療月經困難和一般性胃疾。

芥末：有助預防消化不良。

適用的巴克花卉處方為菊苣和紫苔（參閱花卉醫療法）。

散發母性光輝的巨蟹座，天生就喜歡擔起子女的責任和煩惱。為別人操心甚於自己。其實，他們應該了解到所有的擔心，都可能只是杞人憂天，就像是沈思於過去的事情一樣，徒費時間和精力（或者會造成健康上的問題）。在心理和精神上，需要培養和他人的疏離感——也就是多關心自己一些，少為他人擔心（無論再怎麼願意替別人分擔煩憂，都無法改變他人的生活）。唯有找到內心的平和，才能通往心靈之路。

獅子座（Leo）

太陽位在獅子宮的時間，大約是從七月二十三日至八月二十二日止。在個人出生的時候，如果獅子座為上昇宮，或者月亮位在獅子宮，也會散發獅子座的一些特質。由於太陽是主宰此星座的守護星，因此，介於七月二十三日至八月二十二日出生的人，最能展現獅子座的氣質。

受主宰星太陽的影響。大多數的獅子座，具有活潑樂觀的個性，為人大方善良，所以從不缺朋友。他們還自詡成為衆所仰慕的領導人物。如同太陽所揭示的特性，獅子座屬性的人最渴望能充分表現自己的特質。為達此目標，他們努力成為「有名的人物」，否則便會感到自己一文不值。獅子座是天生的組織家（或是老闆），並且時常被推舉為領導者。

如同另一個火象星座，牡羊座，屬於獅子座的人，是個充滿活力的野心家，不過，他卻具備牡羊座所缺乏的務實特性。通常他能在商場上一展長才，因為他在工作上往往非常賣力、鞠躬盡瘁。然而獅子座支配心臟、脊椎、膽囊和心臟系統。一旦長期過分耗費精力，很容易罹患冠狀動脈的疾病。只要獅子座的人明白本身的問題，並且致力維護健康的話，這種生理上的疾病是可以避免的。身為典型的火象星座，獅子座的人，表現出一副勇敢樂觀的模樣，因而容易高估自己的能力。同時，高傲的個性，使得他們不願放下身段開口求助於人（因為要表現出一副全能的樣子），所以，時常自陷於沈重的壓力中。

獅子座的人熱愛生命，期望能過著富有內涵的生活。他們樂於讓他人注意自己不願煩心的瑣事。本身具有強烈的自尊，有時也無法控制，甚至造成自我表現受壓抑的情況。通常，火象星座的人缺乏想像力。他們很容易發洩本身的情緒，因而降低了精神方面和情感方面問題的發生。但是，有些獅子座的人，因為害怕發洩情緒會讓人覺得不夠威嚴，反而壓抑隱藏住自己的情感。他們往往因此負出代價，使自己陷入高處不勝寒的處境。由於獅子座的人，天生是位演員，所以幾乎無人可以感受在他溫柔敦厚的外表下，有顆寂寞孤獨的心。當獅子座孤掌難鳴的時候，由於本身特有的膽識，反而使他表現異常地自信。我曾認識一名獅子座女性，在失業當天，她反而買了一件名貴的貂皮大衣，一副洋洋自得的神態，似乎在向眾人宣告她擁有全世界的樣子——這就是典型的獅子座的例子。

獅子座具有非常獨特的性格。他充分了解自我，並且成就自我。他必須創造自己，擴展人生，使本身的潛能得以張顯。為了達成這個目標，他會以實際行動來傳達生活的喜悅。不過，他同時還需要外界的諂媚——為他所演出的獨腳戲，贏得忠實觀衆的掌聲與喝采。

如果，這齣獨腳戲只換來孤芳自賞的窘境，獅子座的人，很可能會產生心理學所謂的「負面打擊」心理，換言之，就是一種貶低他人，以助長自己威風的行為。有人說，一隻憤怒的獅子通常最為悲哀，真是一字不假。其實，只要他人一點真誠的讚美和疼惜，就足夠使獅子座的人，恢復昔日的自信和樂觀。

自大與傲慢的態度，通常只是獅子座用來掩飾內心自卑的表現。對於獅子座的人來說，是不太可能會產生自卑心理的，但是對於一個童年生活過分受壓抑的獅子座而言，自卑感卻極容易產生。撫育獅子座小孩的雙親，為了不讓孩子過於任性霸道，會不斷地貶低他，以挫其銳氣。

獅子座的人，容易養成跋扈傲慢的習性。如果能努力避免產生這種性格，他們毫無疑問地將成為所有星座中最仁慈的人。獅子座的人，也期望將自身的快樂和樂觀的性情與衆人分享。他們樂於從事帶給衆人歡笑的工作，例如演藝人員、流行設計師、珠寶商等。再者，他們也可能在商場或政壇上，扮演領導者的角色。

獅子座除了容易罹患心臟疾病外，也易於引起發燒、背部疼痛、脊椎不正、風濕性熱病，以及動脈硬化等症狀。

獅子座的人，最好能學會亞歷山大術（Alexander technique），以防止罹患背部和脊椎的疾病，或者接受脊椎指壓治療和草藥療法，都會有良好的預防效果。

多做運動也是使心臟維持正常運作的好方法。獅子座的人，或許也能盡情享受體育和競賽之樂。

如果必須從事需要全神貫注、花費精神的工作，最好能以分工合作的方式來執行，避免互相競爭。獅子座的人，可以從欣賞戲劇和投入創意活動中，舒展身心，放鬆緊張壓抑的情緒。任何能夠促使他們表達情緒的方法，都具有醫療效果，特別是針對那些在工作上遇到挫折，心有餘而力不足的獅子座而言，更能獲得相當的成效。

以下所列出的同種療法藥劑，對獅子座的人很有幫助：

小蕁痲酊劑或片劑：可以減輕蕁痲疹的症狀，紓解灼傷和燙傷的疼痛。

馬錢子30：適用於緊張時。

烏頭30：改善因緊張而引起的亢進。

磷酸鎂：是獅子座所需的細胞組織鹽，能保持血液的流動和活力。

以下所列舉的草藥有益獅子座：

白芷：被廣為當作補藥來用，可以治療心痛的症狀。

琉璃苣：具清血解熱之效。

蒲公英：是屬於獅子座的草藥，具滋補和淸血的功用。

牛膝草：有助於調節血壓。

芥末：能舒解背部疼痛。

蕁麻：當作春季滋補品，不但能改善血液循環，更具有優良的清血效果。

迷迭香：用來滋補心臟，能收降低血壓之功效。

金縷梅：能止血、防腐。

就飲食而言，宜多攝食粗麵粉製品，綠色植物和蛋類（一星期食用，以不超過二至三個蛋為限）。

心理方面，獅子座的人，需要學習欣賞他人獨特的性格。如果能接納他人的意見，就可以避免陷入自視過高的困境。

再者，應避免使自己太過於嚴肅而難以平易近人。如果能展開雙臂，發揮原有的熱誠與寬大的特性，獅子座的人將永不缺乏友誼。

獅子座的人，必須將自己的意念表達出來，否則無法保有心理的完整性。如果在工作上，不允許自我表達的話，就必須盡力改善這個現象。不然，就需要藉助運動或日常的嗜好，滿足表達自我的慾望。

處女座（Virgo）

太陽位在處女宮的時間，大約是從八月二十三日至九月二十二日為止。如果在出生之時，處女座正好為上昇宮，或者月亮或水星落在處女宮，你也會被視作處女座的人。

處女座屬於土象星座，由水星支配。處女座的人，具有土象星座特有的務實負責的特性，也具有水星性格中的神經質。然而同樣受水星影響，具有神經質特性的雙子座，卻能將本身的潛力發揮在行動上。反觀處女座，這種敏銳的氣質，卻成為愛挑剔的表現。

處女座將規律實際融入水星特質之中。他們最無法忍受事情被搞得一團糟，或有所延誤。雖然具有處理細節的耐性，但是對於延誤之事，卻顯得很不耐煩。如果事情進展不合他意，就會找個代罪羔羊來責難。

幾乎沒有一件事是處女座看得順眼的，即使是他人以嚴謹的態度全力完成的工作。他們為自己和別人都訂下非常高的標準，是名符其實的完美主義者，並且從不對自己所完成的事感到滿意。他們總是勤奮地工作（為十二星座之最），但是卻常把精力耗費在事情的細節上。因此，比起其他處事隨性的同事，他們更需要努力工作來達成目標。

在許多方面，處女座的表現都與前一個星座獅子座正好相反。獅子座的人，具有寬廣的視野，和大規模的組織能力，而處女座則將心思專注在所有細微的瑣事上。不過，處女座的人，能幫助獅子座宏大的計畫逐一實現。

受主宰星水星的影響，對於棘手之事，都能抱持高度的興趣和欣賞的心態。如同另一個土象星座金牛座一般，處女座非常強烈的重視價值的本能。此處所謂的價值是指想法、判斷力等抽象物，而非像財產等具體事物。處女座著重科學性的頭腦，對於任何無法以邏輯驗證，或無法親身體驗的事情都不太相信。

要求嚴謹的工作最能讓他們樂在其中，例如，負責全部查驗工作的製圖員、工廠督導，或從事研究工作的化學、科學家等職務。受水星影響，處女座的人非常健談，對於傳播交際很有興趣，能成為優秀的教師、作家、書評家或劇評家。踏實的處女座，喜歡朝九晚五的工作，因此，處女座女性，通常會擔任祕書、私人助理。如同雙子座一樣，從事打字工作的處女座，往往容易有肩部和上肢的疾病。

處女座的人，並不太適合擔任領導的工作，而且很難分派工作給下屬去做，因為他們堅信除了自我以外，沒有人能將工作做得盡善盡美。再者，由於吹毛求疵的個性，使得他們會成為苛刻嚴厲的上司。本身永遠對工作抱持極高的熱忱，因此，通常無法體會別人何以不如他們那般勤奮。他們習慣承擔超過自身能力的工作，並且逐一完成。

這種工作態度，常會影響私生活。也許就因為這個因素，才使得處女座成為單身漢或不婚女性。有時，他們也是相當寂寞的。

處女座與健康、工作和服務有關。通常他們對於與健康相關之事很有興趣，所以會從事這類型的行業。同時，由於天性熱愛服務，所以會擔任社工性質的工作。

他們之所以對健康之事抱持高度的關注，主要是因為本身不能忍受任何身體上的毛病與不適。即使肌膚受到些微的損傷，他們也不會坐視不管，任其自然痊癒。他們反而會過分操心，並且全神貫注在傷口上。

屬於處女座的人，很難放鬆心情來工作，因為他們老是會查覺到一些需要專注的細節事務，或必須由他們來完成的工作。他們不喜歡從事工作量隨時會增加的職業，因為這種性質的職務，會使他們無法定時達成目標。一旦發生類似的情況，就會令他們煩惱不已。因此，他們對此事都格外小心，免得重蹈覆轍。

由於要求過高的個性，所以常使得訂定的目標難以達成。處女座的人，應該試著去接受那些未達高標準的事物。平時，所訂標準都太苛刻，反而不易達成。這種現象所引起的緊張心態，將導致身體不佳。

處女座與人體的腸、腹部和手有關。因此他們很容易罹患痢疾、腹膜炎、大腸炎和疝氣。這些疾病全都可以靠正常的生活方式來避免。

處女座是穀類女神的化身。而在飲食方面，也特別強調天然食物的攝取，尤其是食用完整穀類。處女座的人，對食物極端挑剔，甚至到了不可理喻的地步。如果這種心態能避免的話，那麼，他們就會重視讓自己攝取一些未經加工的天然食物。

同種療法中的馬錢子30，可預防處女座因緊張引起的焦慮，神經性消化不良和頭痛。如果處在緊張有壓力的工作環境中，也可利用砷素30作為備用藥。同種療法特別適用在處女座身上，因此他們受本性的影響，凡事要求能對症下藥。

處女座所需的組織鹽——硫酸鉀，用來預防毛細孔阻塞，重建神經細胞。

下列的草藥，對土象星座的處女座來說很有益：

白芷：可活化消化系統。

香蜂草：能紓解神經疾病。

琉璃苣：也具有上述類似的效果。

香菜：可以開胃，用途廣泛（參閱草藥篇）。對於處女座的人非常有益。

丁香：具鎮定、防腐功用，能幫助消除胃腸脹氣。

蒔蘿：為處女座的草藥，以清潔消化管道聞名。

茴香：同樣也是屬於處女座的草藥，能消除胃腸脹氣，為一優良的消毒劑。

葫蘆巴：治療腸部發炎很有幫助。

鼠尾草：也是消化劑的一種。

巴克花卉醫療法中，有一些處方也可能適用，例如矢車菊、鳳仙花以及馬鞭草屬植物。最好在使用前，能仔細閱讀相關資料，然後從中挑選適合本身需求的處方來使用。

運動方面，處女座應該注意保持動力。像輕盈競走，或任何一種相當機動性的運動，都可以訓練全身肌肉，對身體很有幫助。

打坐方式，可以幫助處女座放鬆緊張的生活態度，並且克服心理上的障礙。雖然處女座的人習慣訂定過高的標準，也愛挑剔他人的缺失，但是就本質而言，他們害羞而保守，較易缺乏自信。當然，這可能是因為他們標準過高所致。因此，便註定遭受失敗的命運。他們需要練習打坐，以發掘並欣賞真實的自我，進而表現真正的個性。

處女座的人，容易被理所當然的事情和責任所左右。他們需要去接納以及體諒自己和別人，並且由衷關愛他人。對於值得幫助的人，處女座都會給予建設性的意見。如果想在心靈方面多作擴展的話，就必須表現出真實的自我，並且接納他人的優缺點，以及停止期望不可能做到的事。

天秤座（Libra）

太陽位在天秤宮的時間，大約是從九月二十三日至十月二十二日。如果在出生之時，月亮或金星正好位在天秤宮，或者天秤座為上昇宮時，你也會具有天秤座的一些特質。屬於風象星座的天秤座，是由愛與美之神的金星所主宰。受到金星性格的影響，天秤座的人十分暢談，對於私人關係的建立也相當用心。

這個星座的人，渴望找到一生的伴侶，彼此可以相互溝通與交流。如果苦心經營的婚姻生活，無法滿足他們身心的需求，這種婚姻會徹底令他們失望。

就傳統而言，迷人、悠閒自得是天秤座個性的寫照。他們喜歡過著愉快舒適的生活，一如受金星主宰的金牛座，他們也重視生活中所有的奢華與享樂，且有怠惰的惡名。他們非常願意被別人服務，而且能利用三寸不爛之舌替自己辯解。

天秤座的代表圖案，就是一具用來測量事物重量的天平，而天秤座的人，在為人處世上，則利用他的心智來評估爭議之事。不過，在詳細評估問題的正反兩面後，反而很難得到圓滿的結論。這種精神方面的恐慌，很可能會影響天秤座的神經系統（這也是多數風象星座的通病），於是，他會以得了身心相關的疾病為藉口，來規避為重大事情做下決定。

天秤座重視公平、正義。凡有不公平的事情發生，都會令他十分苦惱。他盡量糾正不對之事，因此，常擔任和事佬的角色。在外交圈中，天秤座的表現可圈可點。他也可以勝任拍賣人、招待員或律師工作。當然，由於受金星的影響，像是與美相關的行業，也能讓他們如魚得水，例如擔任髮型設計師。

在工作方面，值得注意的是，天秤座的人，必須在與意氣相投的同事或環境下工作，才能盡情地發揮所長。如果不能在和諧的氣氛下工作，可能很快就有生病之虞。

天秤座的人，性情相當敏感，很容易因心理承受過多的壓力而影響身體的健康。任何不公平的事情，都會令他憤怒不已。即使時過境遷，他那對事情的好惡心仍深深的影響著。他雖然願意廣交朋友，但是他那先入為主，總以為別人一定是錯的觀念，往往使他容易四面樹敵。

天秤座天生聰穎精明的個性，能在商場上爭得一席之地。不論是獨自創業或與人合夥做生意，都非常成功。唯有執掌牛耳的領導地位，才能盡情發揮他那講求公正的性格。然而，要想躍升至顯赫卓越的地位，實非易事。天秤座的人，應該多多培養冷靜中庸的處世態度，並且了解生活中不公之事，並非只影響到他們。所以，實在沒必要如此義憤塡膺。

天秤座支配身體的腎臟、腰部，因此，要格外注意有腰痛、腎臟和膀胱的問題、潰瘍、糖尿病以及卵巢生膿的病症出現。然而，天秤座的人，很懂得去攝取營養均衡的食物，並且適當地運動，所以他們要算是十二星座中最健康的人。天秤座對射電電子療法和巴克花卉醫療的反應較好。

飲食方面，應多注意食物的酸鹼度平衡的問題。磷酸鈉是天秤座所需的細胞組織鹽，具有平衡酸鹼質的作用，能調和酸性化產生。而魔羯座的組織鹽磷酸鈣，則有助於腎臟疾病的預防。

如同所有風象星座一樣，天秤座的人，必須每天多做運動。任何型態的團體運動，都可能吸引他們的興趣。就像雙子座的人一樣，他們對於劍術興致高昂，可藉此鍛鍊身體的平衡能力。休閒時，對於藝術工作很投入（如果這項興趣不至於成為他們的正職）。香味治療法對天秤座的人效果很好。

對於天秤座最為重要的同種療法藥劑為甘菊30，尤其適用於個性激動不安，並且優柔寡斷的人。

有益天秤座的草藥如下：

覆盆子：具利尿效果，可提昇腎臟功用。

琉璃苣：能活化腎功能，治療黃疸。

蒲公英：許多方面有益於天秤座的人（詳見草藥篇）。

荷蘭芹：具補腎功效。

蔊菜為天秤座的草藥，能幫助改善腎臟疾病。

百里香：具有清潔、防腐的效用，能夠減輕因腎臟疾病所引起的頭痛。特別適用於天秤座身上，因此最好能隨時備妥。要注意的是，千萬不可取用野生的百里香，因為它會吸收路旁車輛排放廢氣中的鉛，會對人體造成傷害。

適合天秤座的巴克花卉處方，有龍芽草、紫苔、馬勃、溝酸漿。在使用前，最好詳細閱讀相關的說明，然後再選用適當的處方。

就心理方面來說，天秤座的人，要明瞭哪些不合理的事情最容易對他們造成影響。如果不想成為人人嫌惡、怨天尤人的人物，就必須培養自給自足的獨立氣質。自己的命運掌握在自己的手中，沒有人能夠左右。天秤座的人，不妨求助於一些心理咨詢中心。對於典型的天秤座來說，我的建議可能會引起他們的反感。不過，良藥苦口，有時我們最需要的治療，反而是當初最排斥的方法。

天秤座和處女座一樣，喜歡批評別人，因此，他們很容易執著於某一位夥伴，卻從不會和心目中理想的人，建立親密的關係。從心靈的角度來看，他們應該要擴展人際關係，並且坦然接受並非十全十美的自己。

就本書內容來看，我似乎對於天秤座過份苛刻。這並非代表我不懂得欣賞各星座的優點。雖然大家都知道天秤座個性溫和友善、愛好和平。不過，我著書的用意，就是要強調造成各星座罹患疾病的心理問題。每個星座當然都各自具有優點和缺點，不幸的是，造成身體健康欠佳的原因，往往是星象個性上的缺陷。

天蠍座（Scorpio）

太陽位在天蠍宮的時間，大約是從十月二十三日至十一月二十一日止。如果在你出生的時候，天蠍座正好位在上昇宮，或月亮或冥王星位在天蠍宮，你也會是屬於天蠍座的人。

在人們尚未認識其他外圍行星之前，天蠍座一直被視為是由火星所支配的星座，然而，從天蠍座身上，我們確實可以看到一些牡羊座性格（火星為牡羊座的主宰星）。天蠍座和牡羊座的人，同樣擁有一樣的熱情和旺盛的衝動。不過，屬於水象星座的天蠍座，卻具有牡羊座所欠缺的感性和洞察力。

受到主宰星冥王星的影響，天蠍座具有活躍革新的思想，和日益精進的生活模式。冥王星的特性，在於使事物具體化，好讓我們能夠面對面地處理問題，通常唯有拋棄個人已不適用的處事態度，才能達成我們的目標。所以，我們常發現天蠍座的人，會出人意料地完全改變他的生活方式，事前並沒有任何跡象顯示。

如同他的守護星（希臘神話中的地獄之神）冥王星一樣，天蠍座的人在黑暗之處工作——也就是說，秘密執行他的計畫，直到時機成熟才會公諸於世。由於天蠍座本身敏銳的直覺（水象星座的特質），難以預測的特性，再加上非常在意他人看法的敏感心理，造成了他凡事密而不宣的表現。有句諺語「靜水深底」（也就是說沈默之人的思慮較深）可做為天蠍座的寫照。同樣的，他們也會尊重他人的隱私。

天蠍座的人，一旦將感情發揮到極致時，通常可以從他的工作態度中得知：做每一件事情時，他總是全神貫注，一心一意地完成。對於工作、消遣、愛情以及興趣，均懷有強烈的感情，很明顯地，這種強烈的性格很容易導致毀滅，甚至因失去理性而產生暴力行為。也因此，老一輩的占星家，常把天蠍座的男性冠上「十二星座中的壞小子」之名，事實上，許多天蠍座和同伴之間可謂水乳交融，並且肯為朋友兩肋插刀。

水象星座的天蠍座和他人交往時，總是非常善解人意。不過，他們卻很容易受到傷害，尤其是他們太過於在意別人對他們的看法。這種性格往往阻止他們接受別人建設性的批評。即使他們心知肚明，也無法使他們有所改變。這種性格，其實與心智和判斷力毫無關係，而是心理因素所致，當然也源自於天蠍座一貫的神秘色彩。

然而，如同另一個水象星座巨蟹座一樣，天蠍座的人，會將內心和傷口隱藏起來，表現出一副冷靜沈著的模樣。其實，天蠍座的人具有非常堅強的個性，並且散發獨特的個人魅力。即使是身為感情豐富的水象星座一員，也同樣具有旺盛的企圖心、勇氣和毅力。如果他以驚人的意志來掌控別人的話，就必須為後果付出代價。

天蠍座天生意志堅定，很難與他人妥協；而且敢愛敢恨——除非他們對於周遭的人、事、物漠不關心。天蠍座是屬於固體的水象星座特性，是「冰」的狀態。有時，天蠍座的人，也會表現這種冰冷的性格。

如同相對的金牛座，天蠍座同樣具有耽於官能享受的性格，而且容易產生嫉妒和佔有的心理。極諷刺的是，天蠍尾巴上的毒刺，正好象徵著用以「擊退」敵人的苛毒心思。有時，天蠍座的人會以為自己被人利用，或是自己的計畫遭人反對，變得殘酷無情。一意孤行的火星性格，可以從牡羊座和天蠍座的身上發現。他們對於稀鬆平常的事無法滿意。此外，天蠍座的人用情專一，對另一半忠貞不渝。

新一代的天蠍座，很清楚自己的能力和責任所在。他們學會只求享受而不去佔有的道理。凡事知道進退，讓事情自由發展，並且將過去無益於成長的經驗拋諸腦後，同時也學會尊重別人的權利。

他們不但慧黠而且講理。但是，根據他們敏銳的直覺，總是可以精準察覺出誰才是值得信賴的人。對他們的朋友而言，天蠍座的人，是位足智多謀而又忠實的伙伴。

由於具有強烈的性格，天蠍座的人，極需要充分的休息，特別是心靈上的鬆弛，以維持身體的健康。雖然他們能以無比的勇氣去面對困境，但是無緣由的猜疑心理，很容易使他們的心情沮喪。

天蠍座支配的身體部位有喉嚨、鼻腔、骨盤、生殖器官、生殖系統、膀胱、直腸以及前列腺，因此，他們比較容易罹患上列部位的疾病。此外，也可能會受到癲癇、疝氣、經痛以及便秘之苦。他們很容易遭到傳染病的纏身，尤其是鼻子和喉嚨部位。

觸摸治療和針壓法的治療效果最好。生物反饋法則可以幫助他們放鬆心情，他們同時也需要培養一種有建設性的嗜好來配合，效果會更加顯著。具有鬆弛身心作用的按摩法，通常廣為天蠍座的人歡迎。

任何可以讓他們盡興的運動，都非常有益。對於能夠發揮特長的競賽，他們都願意參與。步行對他們的身體最有益處，特別是能預防便秘的產生。

和金牛座一樣，從大自然的接觸中，獲益良多。在飲食方面，天蠍座的人宜避免食用太辛辣或刺激性的食物。韮菜、洋蔥、甘藍菜、乾梅以及椰子，對身體很有益處。

同種療法所用的馬錢子，治療痔瘡、便秘很有效。洋白頭翁也可適時利用。

硫酸鈣特別適合天蠍座食用，同時也是他們所需要的細胞組織鹽。至於詳細的內容，本書另有篇幅說明。

巴克花卉處方中的鳳仙花，有時適合服用。

以下列出有益天蠍座的草藥：

羅勒：可當興奮劑用，也可用來治療傷處。

人參：同樣具有興奮作用，特別被視為是天蠍座的草藥。

覆盆子：有助於尿瀦留的治療。

接骨木：具有上述的效果，同時還可以減輕灼傷和燙傷的疼痛。

菊苣：效果良好的瀉藥。

金縷梅：有助於痔瘡的治療。

鼠尾草：能止血，對於喉嚨疾病的治療也很有幫助。

橄欖：很好的瀉藥。

獨活草：良好的滋養品，有益天蠍座的人。

天蠍座的人應多攝取海藻，不但可以增加鐵質，還可以降低罹患甲狀腺腫的機率。

就心理上來說，天蠍座的人，必須克服本身強烈的情感，且常保內心平和。只要自己的目標正當，就不必要太在意他人的觀感，以免產生患得患失的心理。縱使旁人的言行舉止多麼令人沮喪，也要學習放開胸懷，不可太過神秘，否則一味地壓抑內心的感覺，一旦爆發之時，就可能導致人際關係的決裂。

罹患身心相關疾病的原因，主要是由於壓抑本能所致。就像所有的水象星座，天蠍座的人需要培養與人疏離的感覺，才能從中意識到自己獨特的存在價值。

天蠍座的人，對於神秘難解的事物很感興趣，而且會有極大的衝動，想了解生命的奧秘根源。因此，心理研究成為他的興趣。如果他能妥善利用這項知識來認識自我，必能為自己的成長和健康，開闢出一條康莊大道。

射手座（Sagittarius）

太陽位在射手宮的時間，大約是從十一月二十二日至十二月二十一日止。在這個時間內出生的人，可以視為射手座屬性。此外，在出生的時候，如果月亮或木星位在射手宮，或射手座正好是上昇宮的話，你也會具有射手座的某些特質。

屬於火象星座的射手座，由木星主宰，所以此星座的人，通常是開放而樂天的。他們還會表現出木星性格中寬大仁慈的特質，而且興趣廣泛，對於別人總是具有很大的包容心，所以可以和大多數的人和平相處，並且具有良好的人際關係。許多的射手座，遠在海外工作或利用工作之餘到他國旅行，因此，從他們身上所看到的，是一個獨立自主的個體，並且掌握自己的生活，對自己的成就感到滿意，內心充實滿足，凡事隨遇而安。

這種生活態度，使得他們比其他的火象星座——牡羊座和獅子座——要溫和許多，但是他們同樣具有自負的性格。他們渴望自由，不能忍受束縛。不過，他們同樣尊重別人的自由和權利。對於外界的壓力，他們會很快地閃躲。如同相對的雙子座一樣，他們排斥嚴苛的約束。所以在能夠自我掌握的工作環境裡，最能發揮所長。不過，射手座的人，確實也需要靠適當的戒律來約束自己，否則他的思想如天馬行空，計畫反而難以實踐。時間對他們而言，沒啥意義，且不太守約。人們會發現任何的誓約都很難將射手座束縛住。也因此，射手座的人，可能會被冠上「不可信賴」之名。

如果射手座的人，能夠一改過度誇大的性格，他那精力充沛、鬥志旺盛的火象星座特質，就能發揮極致。射手座的人，最怕過著無聊的生活，因此，他需要以挑戰來激發潛能。射手座即意味著無時無刻不在瞄準目標的射手。他需要培養務實的特質才能達成目標，就如同烈火必需來回互動，才能燃燒得更光明燦爛，不過，火源大小必須控制得宜，才不會藴釀成災。因此，射手座的人，在追求自由的同時，應與日常生活的需求做一平衡。

經營婚姻生活時，他們最需要的伴侶，要能欣賞其愛好自由的天性，不使他們有受約束的感覺。甚至在精神方面，也希望另一半能給予他相當的自由。射手座興趣廣泛，凡是能吸引他的事物，他都會非常投入，甚至到了廢寢忘食的地步。

射手座天生就是個哲學家，很懂得過著無拘無束的生活。因此，比較不易因患得患失的心態，而有身心相關的疾病（幾乎所有火象星座的人都免受此苦）。但是，射手座的人，一旦實際感受對事情的無力感時，就容易產生上述的疾病。這類型的疾病，只是他用來逃避現實的護身符。事實上，這種情況實不多見。因為有遠見的射手座，通常能夠趨吉避凶。對於將要發生的危機，他們老早就已洞悉端倪了。

就本質而言，射手座有堅定的意念——不僅是因為樂天的性格，而是他們骨子裡相信：「只要上帝存在的一天，世界就會相安無事。」這種處世態度發揮到極點，可能使他們成為玩世不恭之人，只知道實現願望，卻不去付諸行動。

射手座的主宰星木星，代表好運。而實際上，瀏覽射手座的一生，竟也是如此之平順愉快，沒有什麽大風大浪。這是否因為本身樂觀的性格所致，就不得而知了。不過，我們可以確定的是許多疾病的生成，源自於緊張和焦慮的生活。這兩者因素所導致的心理問題，可能還會引發其他的不幸。而射手座快樂輕鬆的生活態度，可能是使他們幸福安寧的主因吧！

射手座和相對星座雙子座一樣，討厭被瑣事束縛住。由於本身的興趣廣泛，所以多元化的工作最能讓他們滿足。適合從事的行業有教師、律師、牧師、哲學家和作家。當然他們也樂於投入與動物相關的工作，特別是與馬有關的行業，以及任何型態的運動和探險（包括太空旅行）。

射手座的人，如果感到心靈疲憊，通常是因為生活無聊所致。只要能全神貫注在某件事情上，他們就不會感到心力疲乏。當然旺盛的精力還需利用管道來發洩。許多射手座的人，藉著各式各樣的運動來發洩體力。幾乎任何充滿動力的事都能吸引他們，並且對生命抱持著親密的態度。他們喜愛團隊競賽，橄欖球賽具有廣大的社會效用，通常最能引起射手座的興趣。一旦對某項運動產生興趣，全身就會迅速地投入。這樣的結果十分可惜，不但會使旁人覺得無趣，更會讓本身多才多藝的真實個性受到限制。

由射手座支配的身體部位，包括下背部、臀部、大腿、肝臟。受木星的影響，射手座的人容易因縱容自己的身體，導致肝病的發生。同時，他們更需要限制食用太過營養的食物。他們容易有臀部和腳的意外發生，以及坐骨神經痛、腸部傷寒、呼吸系統疾症和肝臟機能損傷。

射手座的人，對於輕快式的按摩反應良好。治療性質的深入按摩，有助於紓解肌肉的緊繃。他們對於林林總總的治療方法配合度極高，並且也有能力接受大部分的醫療方法。

戶外活動是他們生活中不可或缺的一環。撇開所有的運動來說，步行和騎馬是射手座所從事最具代表性的運動。這兩項運動和其他活動一樣，可以訓練臀部和腿部的結實度。此外，射手座的人，應置身於寬廣開放的空間裡，而不應該只著重室內運動，忽視其他的鍛鍊機會。

按摩法不失為一種放鬆心情的方法。輕快式按摩再配合鬆弛式按摩，對射手座而言是個極佳的治療方式。此外，打坐法也能引起射手座的興趣，因為受到木星的影響，他們天生就是喜愛追根究底的哲學家。

飲食方面，應避免攝取營養過於豐富的食物。宜多食用綠色蔬菜、肝臟、糠和燕麥，才有益身體。

當肝臟不適時，應用同種療法藥劑中的馬錢子。肌肉緊綳時可用毒葛6、硫肝6，可以促使腫疱破裂。射手座的細胞組織鹽是一氧化矽，同時可用來預防或消除麥粒炎和腫疱。

下列的草藥，對射手座的人很有幫助：

月桂：可促進食慾、能溶解肝脾內的屯積物質。

琉璃苣：用來治療黃疸，能活化消化系統的功能。

蒲公英：是一種有效的滋補物，能強化肝腎功能。

牛膝草：具有優良的清潔效果，用來治療黃疸，也可紓解挫傷的疼痛。

鼠尾草：具止血作用，促進消化系統的運作。

百里香：具有淨化、防腐的功能，可以滋補肝臟，是一種效果極佳的消化劑。

迷迭香：能滋補肝臟，並且降低血壓。

胡蘆巴：能補充人體所需的營養。

獨活草：為祛風藥，具退燒效果。

射手座的人，很少有心理上的問題。輕鬆的生活態度使他們免受過多身心疾病之苦。不過，仍值得一提的是，射手座的人需要自我約束一番，以免自己過於膨脹自大而一事無成。同時，也需要多和他人建立更良好的人際關係，並且試著在正常生活的限制下自在地發展。射手座對於別人的容忍度極高，因為他並不在乎那些人。以這種心態來與人交往，往往只會是點頭之交，反而令他寂寞孤獨。

魔羯座（Capricorn）

太陽位在魔羯宮的時間，大約是從十二月二十二日至一月二十日之間。在此時出生的人，具有魔羯座的個性。如果土星或月亮，在你出生的時候正好位在魔羯宮，或是魔羯座正好是上昇宮時，你也同樣具有魔羯座的性格。

魔羯座屬於土象星座，主宰星為強調責任與務實態度的土星。所有土象星座都和魔羯座一樣，具有「雙重性格」，非常值得信賴，並且堅毅不撓到頑固的地步。同時，他們渴望安全受到保障，並且追求穩定的工作。

只要能力所及，魔羯座的人是不會坐視他人求助的。如同相對的巨蟹座一樣，他們容易擔憂事情，而且變得非常的緊張。

魔羯座的人通常野心勃勃。不過，他們做事非常有耐性，願意努力工作，等待事情開花結果。

魔羯座的人做事保守、凡事深思熟慮，再按部就班去實行。表面看來，他們的辦事效率低落，因此，人們常低估了他們的能力。不過，做事的持續性和絕不放棄的個性，是他們最大的優點。比起巨蟹座，他們要算是十二星座中最勤勉堅毅的人。他們必須經過多年的奮鬥才有收穫，真可謂大器晚成。他們還汲汲追求權勢，甚於追求人們的讚美，而且不愛出風頭。

和巨蟹座一樣，他們的家庭觀念很重，並且珍惜溫馨的家庭生活。他們自認為是負擔家計的一家之主。本身不太有幽默感，甚至過於嚴肅而無趣。

屬於魔羯座的母親，如同巨蟹座母親一樣，即使能以寬容的心來對待孩子，並幫助他們成長，卻免不了會將自己對子女的關愛隱藏起來，反而成為一位挑剔的母親，讓子女感到難以取悅。

造成魔羯座生病的主要原因，是來自內心情感受到壓抑的現象。然而，實際上，他們給人的感覺，就是沒有任何的喜怒哀樂。天生的自尊心以及端正的品行，一直抑制他們表達情感。再者，如果他的雙親從小就對他施以嚴格的管教，並且告誡他諸如「勇敢的男性不應該流淚」的話語，那麽這種教育方式，很可能會導致他罹患身心相關的疾病。也許在往後的人生中，會出現精神崩潰或無法行動的病症。所以，魔羯座的人，應該學習放鬆緊綳的情緒。而身為父母者，也應該了解嚴格的教養方法，可能會帶給孩子無法彌補的傷害。

大多數的魔羯座都有自己的時間觀念。但是對旁人而言，魔羯座的時間過得相當緩慢。許多屬於牡羊座的母親，常和屬於魔羯座的小孩，對於何時準備到學校上課的意見不合，到最後，魔羯座的小孩果真準時到校（當然是以他的時間觀念來說）。如同龜兔賽跑一樣，魔羯座的人通常能完成他們的目標，而不像其他參賽者把自己弄得筋疲力竭，退出比賽。由於這個原因，他們也就不會如其他精力充沛的人受到熱病之苦。然而，他們有時也因為對自己的體力太過自信，反而忽視了健康的重要。此外，魔羯座是屬於耐力持久的類型，因此大多能享受豐碩的晚年生活。

拜金星之賜，魔羯座的人通常比較老成持重。許多魔羯座小孩也比較能夠和年長者相處融洽。對他們而言，一生中最美好的時光就是在成熟的時候。在那之前，他們通常是埋頭苦幹，辛勤工作以達成目標，然後過著安定滿足的日子。

能夠提供安全穩定的例行工作，最適合魔羯座的人。不過，這類型的工作需要有前景，而且還要有晉昇上級主管的機會，像擔任公職、服務軍旅或從政，最能吸引他們。其他像是在教育界、骨科、牙醫界、科學研究、工程界和營造業中，都可以發現魔羯座的人。其實，魔羯座在各行各業中，都是優秀的行政人員。

有時，魔羯座的人過度誠實，相當獨斷，為人處世的態度非常欠缺彈性。僵直的身軀，也連帶使得心性變得嚴正不阿。如果要避免不良於行的問題發生（這也是魔羯座的人容易罹患的慢性病症），就必須培養變通和容忍的個性，努力學習不要太過於嚴肅。

魔羯座支配的身體部位有膝蓋、骨骼、牙齒、皮膚以及骨骼組織。應注意因不良的循環作用而引起的感冒、風濕以及關節炎。有時也會有神經痛和牙齒方面的疾病。魔羯座的體內毒素有積留的傾向，容易引起皮膚疾病和相關的慢性病。和巨蟹座一樣，他們也會產生消化方面的問題。

只要利用自然痊癒法，再配合謹慎的飲食習慣，就可以排除體內所累積的毒素。足部反射療法，可以防止不良於行的問題發生。整骨療法則用來治療因性格引起的特殊性病症。上述的治療方式，都有益魔羯座的人。

能幫助行動順暢的運動都能使魔羯座受益。對他們來說，游泳是一種效果極佳的運動。像具有競賽性質的活動，通常能使魔羯座樂在其中。然而，像足球以及相關的運動項目，最好能加以避免。

平時，魔羯座的人，需要利用按摩和深呼吸練習來放鬆自己。任何能舒緩壓抑情緒，以及具有建設性質的運動都很有助益。藉由舞蹈或表演的方式（即使是在自己的房間內練習）可以鬆弛緊繃的情緒。當然，用來放鬆心情的方法，最好能加上一點趣味，可以使效果更為顯著，千萬不要為了有所目的而做，因為魔羯座的日常生活中，已經被太多嚴肅的目標佔據。

大多數的乳酪食品、優酪乳、柑橘類水果、堅果和麥麩，都應列在魔羯座的飲食中。和巨蟹座一樣，心情煩悶時千萬不可進食。紫花苜蓿的嫩芽，能增強體力、增加體重，同時具有防止關節炎的效果。

此星座的細胞組織鹽為磷酸鈣，能幫助骨骼和牙齒的發展，並且可補充蛋白質的不足。金盞菊酊劑應隨時備妥，以因應突發的症狀和牙病上。烏頭6對寒凍而引起的肌肉疼痛很有幫助。馬錢子30則可適時取用。

適合魔羯座使用的草藥如下：

月桂：有助於皮膚病的治療。
黑莓：適用於牛皮癬。
甘蜜：外用時，可治療神經痛和牙痛。
丁香：為治療牙痛的草藥。丁香茶具有保暖刺激的效果。
樟腦：能減輕風寒、風濕以及神經痛之苦。
菊苣：對風濕症很有幫助。
西門肺草：能強化骨骼，對皮膚也很有益。
接骨木：是一種溫和的收斂劑，可用於皮膚方面，並且能治療風濕疼痛。
甘菊：手腳冰冷或關節炎的病症，定期服用它來改善。
芥末：能幫助預防風濕，減輕風濕疼痛。
薄荷油：具有保暖的功效，而薄荷茶對於正在長牙的嬰兒有鎮定的作用。
馬黛茶：治療風濕症的功效極佳。
馬鞭草：為巴克花卉處方的一種，有時也適用在魔羯座的人身上。
在心理方面，魔羯座的人有過分重視物質生活的傾向。即使登上執權的寶座，也有高處不勝寒之慨。除非，平日待人處事能深思熟慮，多用點心思，不然多年的努力便將功虧一簣。魔羯座的人一旦目的未能達成，就會憤世妒俗。值得提醒的是，就在憤怒的同時，體內積留的毒素會一點一滴地流入血液中，造成身體的傷害。如果能稍微放低眼光，致力於家庭幸福的經營，即會有令人滿意的結果產生。

然而，不可否認的是，魔羯座最大的困難仍然在於無法表達內心的感受。他似乎很怕發覺自我的真實性格，並且對於探索真我之事，產生畏縮的心理。

不過，了解自己的潛能就是他迫切該做的事。凍結內心的情感有如僵化自己的身軀。緊繃的情緒往往可以從僵硬的四肢看出，最後終將導致不良於行的惡果，只要照著書中的指示來實行，魔羯座的人就可以防止不幸發生。

水瓶座（Aquarius）

太陽位在水瓶宮的時間，大約是從一月二十一日至二月十八日止。如果在你出生的時候，主宰水瓶座的天王星，或月亮正好位在水瓶宮，或水瓶座位在上昇宮，你也會具有水瓶座的性格特質。

水瓶座屬於風象星座，其他如雙子座和天秤座也是，他們對於世界的動態和知識都很感興趣。拜主宰星天王星之賜，水瓶座的人具有創造力，特別喜歡新奇的事物。一般而言，他們極爲聰明，然而，這種情況有時僅很於他所專注的範圍內。

水瓶座追求自由的生活，不喜歡受到限制。有時為了追求自由，不惜革命。不同於視自由為理所當然的射手座，水瓶座的人總覺得自己的權利受到威脅，而且隨時枕戈待旦，為自由奮戰到底。儘管如此，水瓶座的人算得上是位悲天憫人的人道主義者，並且樂於見到人人能分享生命中的喜悅。

為了達成這個神聖的任務，水瓶座的人勢必要放棄個人部分的自由權利，為衆人謀求福祉。在此，我們便可以清楚預見典型水瓶座的人，終將面臨的艱難處境。他們時常有不安的感覺產生，並且急於改變一切。他們具有迷人的性格，以及駕馭他人的特質，但是卻容易堅持己見。

水瓶座具備創造發明的特性，再配合上崇尚思想自由的理念，有超越同年齡者成就的可能。因此，對其他人而言，水瓶座的人顯得有些古怪令人難以理解。

如同所有的風象星座一樣，水瓶座給人感覺很酷，對於情感的表達有些困難。由於過分追求自由，即使是最親近的朋友，也不太了解他的想法和行為。他似乎認為把心底的感覺說出來，將侵犯到自己的隱私權，就好比是精神上的自我遭到蹂躪一樣。表面上，水瓶座待人非常友善，而且相當合群，總是樂於助人。他們對於社團的參與度很高，尤其是以人道精神為主旨的組織，最能吸引他們。

在就業生涯中，水瓶座的人希望能保有一定程度的自由權利。對於具有科學創造性質的工作最感興趣。此外，有許多的水瓶座投身於電視傳播界中，他們推出個人的節目，報導新聞，或是在適合的部門裡「做自己想做的事務」，尤其是具有創新的工作。

水瓶座擇偶的條件，就是要如同他一樣具有冷靜沈著的性格，或具有屬於火象星座，能獨立自主，在情感上不會過分倚賴的特質。他們一旦結成夫妻，就能忠誠相待，但是水瓶座的人，絕不能容忍伴侶的佔有心理。

從前，占星家以為太陽系只延伸至土星，並且相信土星主宰著水瓶座。事實上，水瓶座的人，不但受天王星的影響，具有不安和求變的特質，同時也承續了土星性格中的謹慎和對紀律需求的認同。正由於這種特性，使得水瓶座的人，免於成為狂熱的革命家，同時也限制自由思想的交流。在面對反對聲浪時，他們會堅持己見，表現出土星固執的性格。

如果水瓶座無法認淸自身對於戒律的需求，而且陷於受限的環境時，很容易衍生許多的心理問題。這些問題和追求自由的渴望是無法相容的。因此當務之急，水瓶座的人，需要學習如何在正常生活的約束中感受自由。

水瓶座同時也屬於定位星座，具有自制的特性。不過，同時具備定位與風象性格的星座，會失去行動的活力。在一些水瓶座的人身上，我們得以看見他們縱然滿腦的計畫，卻從未付諸行動過。

屬於這個星象的人，總是對於新知最感興趣。通常他們的包容性強，而且虛心學習，所以可以成為出色的研究人員。他們也容易被奇妙罕見的事物所吸引，據說許多的占星家都是屬於天瓶座。此外，他們熱愛吸收新知，而且專注的力量非常驚人。

水瓶座特異獨行，不按慣例而為的個性，雖然可算是一項重要的特質，卻也可能造成他們的行為偏離正途。不過，對於不負責任的「自由戀愛」，卻與他們追求兄弟之愛的自由理念相差甚遠。

相對星座的獅子座主宰心臟，而水瓶座則主宰著循環系統、外脛和腳踝。水瓶座的人有高血壓的傾向，以及動脈硬化、靜脈腫瘤、腳踝腫大、肌肉痙攣等病症。任何意外發生都可能傷及腳踝，尤其是筋骨扭傷更是常有的事。

由於喜歡新奇罕見的事物，所以射電電子療法，對水瓶座的效果很好。此外，他們也能接受各種形式的治療方法。如果在心理上感到倍受約束，或是沈溺在追求自由的狂熱中，都可以尋求心理咨詢的協助，以及改善問題。

就運動方面來說，水瓶座的人最好能在戶外做些稍微費力的運動，像騎腳踏車、跳繩等以強化消化系統，並且藉以學習正確的呼吸方式。這樣一來，不但能增加血液中的氧氣含量，同時也可以預防血液流動遲緩的毛病。

可以練習瑜伽或類似的運動，以放鬆心靈。鬆弛式按摩也有益水瓶座的人。他們通常都需要大量的睡眠，但是由於思緒過於活躍，以至於無法獲得充足的睡眠。因此，水瓶座的人，應避免在夜晚從事刺激心智的活動。

在飲食方面，應多攝取蜂蜜、檸檬、蘋果和乳酪。

水瓶座的細胞組織鹽為氯化鈉。這種物質具有平衡體內水分含量的功用。而巨蟹座的組織鹽——氟化鈣，能治療水瓶座所罹患的靜脈腫瘤。

同種療法中所用的毒葛酊劑，適用於筋骨扭傷。

以下列出有益水瓶座的草藥：

佛手柑：能鬆弛身心。佛手柑所泡的茶，及混合花瓣香料的草藥，有助失眠症的治療。

琉璃苣：能淨化血液，對於扭傷很有幫助，同時也是心臟興奮劑。

香菜：能強化扭傷的四肢。

蒲公英：能淨化血液，具有滋補效果。

牛膝草：可調節血壓，減輕挫傷疼痛。

蕁麻：有助於改善循環系統，也可清血。

迷迭香：可降低高血壓、強化循環作用，對於水瓶座來說，是一種彌足珍貴的草藥。

馬黛茶：在必要時可以當作興奮劑使用。

巴克花卉醫療所使用的水紫羅蘭適用於大多數的水瓶座。

就心理方面來說，水瓶座的人，要能認清本身對於生活潛在的恐懼情緒。他們只願意表現外在的情緒，如此一來，只會造成情感的壓抑，最後終將導致建立深層人際關係的困難。有時，這是一種否定個性的表現。表面上，水瓶座的人，似乎感覺到本身的自由受到他人威脅，然而，事實上是因為他那種自我否定的態度，造成他無法自由表達內在的情感。所以他才是阻止自己表現真我的罪魁禍首。新一代的水瓶座，樂於與他人分享心情，並能從中獲得實質的滿足感。這是其他大多數的水瓶座所不及之處。

為了能無拘無束的生活，水瓶座的人必須認清的一點，就是如何去突破侷限的處境。如果能成為自己的主人，將可享受自由獨立的生活。水瓶座實際上是被自己的畏懼心理所束縛。只有心靈上的自由，才是唯一真正的自由。

雙魚座（Pisces）

太陽位在雙魚宮的時間，大約從二月十九日至三月十九日為止。如果在個人出生的時候，月亮或海王星位在雙魚宮，或者雙魚座位在上昇宮，就會具備一些雙魚座的性格。

屬於水象星座的雙魚座，情感纖細脆弱、感受性敏銳。受到主宰星海王星的影響，雙魚座直覺敏銳，具有難以捉摸的特性。由於海王星是衆海之王，所以雙魚座的人，能具有最柔情似水的個性，並且非常敏感。這個星座的人適應力極強（就像水能夠隨著容器的形狀而改變一樣）。他們渴望被愛，也希望和每個人融洽相處，所以有八面玲瓏的性格。由於本身感情脆弱，容易受到傷害，因此，他們常儘可能地閃避問題，或者置身事外。一旦事情惡化到不可收拾的地步，他們便加以迴避不知去向。

本質上，雙魚座的人非常富有同情心，看到別人有困難，總是樂於伸出援手。大致說來，雙魚座的人樂觀快樂，但是卻過於杞人憂天——有時是因為感受到即將發生的事情，但大多數的時候，是由於他們過分擔憂的心態所致。

雙魚座的感情生活通常是幸福快樂的，一方面由於他們的適應能力強，另一方面則是因為他們想讓他人快樂，並且樂於助人的個性使然。雙魚座的人，需要獲得感情上的保障和尊重。如果這些需求未能滿足，他們就會變得非常悲傷。不過，他們會是善解人意的好伴侶，但是卻容易將另一半理想化。

雙魚座的人較常從事看護的行業，因為他們可以發揮照顧他人的天性。如果不能為他人做些事，雙魚座的人就會覺得在浪費生命。他們雖然擁有豐富的想法和靈感，卻不易具體實現。

雙魚座具有感性、可愛的性格，但是卻被外界的批評和不友善所殘害。當他們被外務磨得疲憊不堪時，確實需要保有隱私的空間。他們用以逃避不愉快的做法，就是退縮或隱避，因此，一些雙魚座的人轉而以嗑藥和酗酒的方式逃避現實。

不過，有許多的雙魚座洞察這些危機，都不願以身試法，接觸那些有害身心的毒物。就這點看來，這樣的作法實為明智之舉，因為雙魚座本身，特別容易因毒品或酒精性飲料而中毒——食用受汚染的魚類和不潔的水，他們也會中毒。

屬於此星座的人，不但聰慧而且有創造天分，卻容易置身於幻想世界裡以逃避現實，大部分的時間都在做白日夢（或是成為電視迷）。雖然內心世界才是雙魚座真實的生活空間，但是仍有許多人，依著自己獨特的直覺積極擴展生活，使人生多采多姿，十分豐富。

雙魚座的人有著無與倫比的節奏感，舉凡作詩、撰寫小說、編寫歌舞劇等，都能展現其藝術特質。演戲工作也可以滿足他們逃避現實的性情。

他們對於美的事物，感受特別敏銳。其中有許多人都有創造美的能力，因此任何有關藝術的職業都能吸引他們。此外，能夠為人效勞或是與海有關的工作，也能使他們投入。

雙魚座的相對星座處女座，也同樣具有適應能力，並且希望能幫助他人。不論是雙魚座或處女座的人，一旦心情煩悶或憂慮（所有的水象星座都有憂慮的現象），就有胃腸的毛病產生。

從前，木星被視為是雙魚座的主宰，而事實上雙魚座在許多方面的表現，都和由木星支配的射手座有異曲同工之處。這兩個星座的人，天性明朗達觀，並意識遠離世俗的價值。

雙魚座的人會儘可能忽視困難所在，然後試著逃避開——他們的用意就是儘量不費功夫地度過難關。也許他們的座右銘就是「只要能過著平靜清閒的生活，任何代價都值得付出」。雙魚座的人很容易過度憂慮和恐懼，然後變得非常神秘，並且盡力隱藏可能遭人非議的事情。然而，那些事情大都乏人問津。但是，雙魚座的人對此卻仍不敢掉以輕心。在事情被揭露之前，他們一定先做好萬全準備。如果能讓生活過得順暢些，自欺欺人的方法，倒不失為一種可行之計。

有許多的雙魚座具有通靈能力，並且擁有豐富的心靈生活。他們同時也意識到生命的呈現方式縱然各有差異，但是所有的生命本質，卻具有和諧統一的特性。因此，在對待衆人的時候，他們總是懷著憐憫之心。

由於感情脆弱，活在自己的世界中，以致他們對現實的生活感到迷惑，這是可以理解的。然而，在某些程度上，雙魚座所體會到的世界，可能比人們肉眼所看到的世界還要真實。

理想上，所有的雙魚座應該傍水而居，或是處在自然的環境中。如此一來，自然如魚得水，無往不利。

雙魚座支配的身體部位，包括十二指腸、腳、腦下垂體松果腺、淋巴組織。要注意下列的疾病：腺狀失調、肺中淤痰、結膜炎、十二指腸病症、腳部病痛等。此外，雙魚座的人也有體重過重的傾向，主要由於體內含有大量水分所致。他們還有神經緊張和藥物過敏之慮。

草藥醫療對雙魚座特別有效。足部反射療法也適用於許多的病症上（除了腳部病痛外）。此外，他們需要靠有節奏性的運動來健身。例如，舞蹈、游泳和韻律體操等項目，都非常適合。

雙魚座的人很輕易地就能放鬆情緒。打坐通常成為他們的生活方式之一。大多數的雙魚座熱愛釣魚和航行。

在飲食方面，應該多攝取肝臟，以補充欠缺的鐵質。其他如黃瓜、杏仁果以及甜食，也應該包含在他們的飲食中。

至於同種療法所取用的白蛋白砷6，用於食物中毒的情況。砷30可於心情憂慮時使用。洋白頭翁30則適時使用。

雙魚座所需的細胞組織鹽——磷酸鐵，可以增加血液中氧氣的含量。

下列草藥對雙魚座的人很有幫助：

海藻：含有豐富鐵質，非常適合海王星所主宰的雙魚座食用。

覆盆子：可以防止尿瀦留的症狀。

佛手柑：具有緩和、催眠的效果。

竹竽：能鎮定胃部。

香蜂草：具有舒緩的作用，適用於消化方面的病症上。

琉璃苣：具有刺激效果，可以增強膽量。

菊苣：能除去肺中黏液。

接骨木：具有催眠功效。

小米草：可治結膜炎。

人參：為有益神經系統的滋補品。

蓴菜有助於腺狀病症的治療。

巴克花卉醫療法所採用的大蔘、鳳仙花、紫苔、以及水紫蘿蘭，可能有益於雙魚座的人。不過，在使用之前，一定要詳加閱讀相關說明，然後再選擇最適合的處方。

在心理方面，雙魚座有低估自己能力的傾向，並且太過於替他人擔憂。如同巨蟹座一樣，他們會將別人的煩惱全攬在身上。此外，他們也像天蠍座的人一樣，太過於在意別人的批評。其實，雙魚座的人，應該維護本身所需的隱私權，以恢復自信和內心的平和。不然，就容易被外在的大風大浪所吞噬和擺佈，繼而產生逃避的心態。在所有星座中，雙魚座的人最為敏感。如果生活演變成一種沈重的負擔，那麼，他們很容易成為憂鬱病患者。

順便一提的是，我們或多或少都揉合多數星座的性格，因此，實在很難以確切清楚的個性特質來描述任何一個星座。這也就是為什麼在星座篇中，我一直以「有……傾向」等字眼來描述各個星座的原因。

同時，值得注意的是，沒有人會因為書中所述有患病的可能，就必定會因而得病。所有的讀者，都應該有這樣的共識才是。有了這種理念，再配合上健康的養生之道，相信能使人們擁有強健的身體，而不需要仰賴醫生。

十二星座之治療角色

據說有許多人，都具有足以作為治療媒介的超能力——也許我們都具備這種潛能——只要我們嘗試的話。根據一項推測表示，人類原本就具有這種特殊能力，只不過在長時間的忽視下，完全喪失了——如同肌肉不常使用，就會萎縮的道理一樣。

姑且不論此項論調是否真實，如今可以確定的是，每個星座都能夠為人類的健康貢獻出一點心力，而且我們都有能力來改善本身的健康情形。此外，個人的出生圖表，還能提供維護身體健康的重要線索。

然而，有人說，人類受限於出生圖表所顯示的一切運勢，甚至無力自我改善。我個人堅決反對上述的說法。我認為人們不必桎梏於出生圖表所指出的身體狀況。

舉例來說，牡羊座本身傲人的活力和衝勁，可以透過自我約束的練習加以控制，不必受火星毀滅性的本能所驅使。像這類型的人，可以成為優秀的外科醫師（擅長醫治腦部疾病），或者是精神科醫師。如果站在較為世俗的角度來看，牡羊座個人積極進取的態度和膽識，定可成為世界上憂鬱患者的最佳典範。

屬於火象星座的獅子座和射手座本身所散發出的明朗、樂觀的氣質，可以幫助他人解決自身的抑鬱，並且使他們的心情舒緩放鬆——事實上，這兩個星座儼然就是一具強而有力的發電器。此外，獅子座的人對於美容治療和整型手術，非常有興趣（也許是因為本身熱愛戲劇和化妝之故）。

射手座的人，則在與體育活動相關的事物中，發展一片天地，例如，藉由舉重訓練來鍛鍊強健肌肉的工作，或者為殘障人士安排計畫運動競賽的工作。

金牛座的人，必須訓練本身獨具敏銳味覺，以品嚐有益健康的食物，而不止是一味地狂熱於豐盛奢侈的美食當中。重視物質享受的個性，使他們成為優秀的營養專家。然而有許多的金牛座也熱愛園藝工作，這樣可以確保自己攝取新鮮的蔬果。

此外，草藥學也能引起他們的興趣。如果他們有志從事與醫學有關的工作，可能會考慮到醫院擔任社工人員的職務。

處女座和魔羯座是其他兩個務實的地象星座，喜歡服務人群。處女座的人對於天然的食品情有獨鍾，並且會願意不辭辛勞地尋覓正確的藥方。因此，他們很可能會以同種療法醫師為職業。

至於魔羯座的人，則有可能成為優秀的小兒科醫師，有些則會擅長於皮膚移植術。其他如牙醫界和整骨療法業，則是魔羯座較易投身的行業。

雙子座具有靈巧的雙手，可以在許多方面用來服務病患，舉凡按摩和推拿的工作都可以使他們大展身手。如果他們有機會拜訪病人，他們本身愉快輕鬆的閒談和廣泛的話題，必定會帶給患者清新的感受。雙子座的人會是個盡責的語言治療學家。

其他的風象星座，如天秤座和水瓶座則經常從事協助服務病患的工作。尤其是天秤座的人將是優秀的診斷醫師，因為他們能夠感受病患身體失衡的部位，也知道如何調整疾病的情況。至於水瓶座的人，富有人道精神又不會受患者本身的問題所影響，很能協助精神病患復原。他們的才能會表現在醫學研究中。

所有的水象星座（巨蟹座、天蠍座和雙魚座），如同人們可以猜想得到的，為感受敏銳的星座。他們必須遠離那些自怨自艾，或堅持詳細描述自己病情的人，才不會受到這些人的影響。一旦他們了解自己敏銳的感受特性，就能夠加以約束和克制，同時也就能以憐憫而有力的態度支持病患，所以他們通常會成為優秀的護士和治療醫師，尤其是巨蟹座和雙魚座表現得最為明顯。至於天蠍座的人，對於精神病學和心理療法較有興趣。這些水象星座的人，都十分擅長利用直覺的特質來行事。

當然，並非所有的星座，都有興趣從事與健康相關的行業，但是只要有心，人人都能夠在任何一種行業裡擁有自己的天空。

出生圖表一覽‥占星家備忘錄

治療師圖表

各種直覺治療師的出生圖表中，水象星座的性格或具有相同特性的重要行星，都有舉足輕重的影響力。當然，這也使得治療師在利用情緒和直覺的治療過程中，較為順暢無阻。傳統上，處女座是個與健康、服務和運用雙手有關的星座，而且他們的表現往往卓越不凡。天秤座是另一個表現突出的星座，專門講究平衡和重視公正。人類之所以會生病，就是因為身體某部位失去平衡所致。而天秤座的人，顯然有能力使發生問題的部位恢復正常。通常，有許多的占星家，似乎忽視了天秤座也是個具有敏銳直覺的星座。

我個人認為優秀的直觀治療師，需要以務實的方式發展才能，所以我們期待看到像處女座一般傑出土象星座的治療師出現。

星象的奧秘

就支配身體各部位的能力來看，人們可以利用各個行星所揭示的內容，評估各星座出生者的身體狀況。除了我們所熟知支配身體部位的太陽和月亮外，最具有影響力的行星，莫過於水星、火星和土星了。

水星不但顯示出病患的心靈狀態，還指明了占星家將面臨的各種類型的神經系統。因此，水星所扮演的角色格外重要。很明顯地，所謂的風象星座是屬於神經敏銳的類型——從一副躍躍欲試的雙子座，到天秤座（能很快地覺察到將有不愉快的事情發生），乃至於容易因健康問題而苦惱的水瓶座，都有其不同的特質。像由水星主宰的處女座，便可能被本身焦躁的個性所害。由於野心太大、承攬過多的工作，反而造成神經方面的緊張和壓力。即使是具有較遲緩的水星特質的魔羯座，縱然在神經系統方面沒有承受什麼壓力，但是在面對健康的心態上，卻呈現壓抑病情的現象——他們往往有不願承認病情的逃避心理。因此，魔羯座的人，常會忽視了自身的健康，並且不願就醫。

至於火象星座的人之所以會忽視健康，純粹是因為其他的因素。他們會告訴旁人「自己是生不起病的」，因為他們還想繼續過日子，不想因為疾病而中斷了生活的步調。然而，一生病就會及早就醫的星座當屬水象星座，不過，他們卻會變得過分在意自己的身體狀況。

火星自然就是顯示個人活力的代表。它在出生圖表中的地位，並不亞於十二星座。要全將火星的本質發揮得淋漓盡致，就必須站在一個「遠離世俗」的角度來判斷。如果火星接近上帝之處，尤其是當它同時承受其他運星的壓力時，它所具有的活力就會相當地波動。位在第六星宿的全視座火星通常能確保豐富的能量。

介於水星和火星之間乖張的情勢，將使得受其支配的人，有發生意外事故的傾向。由於這些受主宰的人，本身可能就是位粗心大意的駕駛，所以他們通常決心不親自開車。在出生圖表中的視座，就會暗示著判斷力的減弱，或純粹是個人輕率疏忽的性格。此外，火星也與熱病有關，它的力量足以焚燒身體內不潔的物質。

土星具有設限的作用。不過，從出生圖表中卻不易判斷出這些限制，是否指健康方面的缺陷。但是當土星對太陽或火星構成壓力的視座，或是位在專司運動的第三星宿、或在專司健康的第六星宿，就表示健康上有所缺陷。此外，水星、月亮或金星，若產生了障礙的視座，也可能意味著個人的情緒消沈沮喪。自卑情結就是土星性格中的一種困擾，有時還會導致身心相關的疾病。

我發現梅花形的圖表排列，要比正方形的排列還要具有震撼力，然而運星之間的交會，反而使得健康方面運作良好。

補述

很顯然地，沒有一種方法可以幫助人們識別所謂的障礙視座，就是指個人的健康狀況，而非指其他的運勢方面。重視殘障人士的出生圖表，和同屬一個星座的其他人士之出生圖表，是完全相同的，但是後者的身體狀況，可能相當良好。因此，他們的障礙視座可能表現在完全不同的方面上。

占星家如果能取得為人父母者的出生圖表，就有能力推斷他們的子女所受的教育方式，同時也可以得知子女身上的遺傳特徵。

月亮通常會顯示個人所做的生活決定。這些人生抉擇，往往受到童年教育的影響，所得到的結果。舉個例子來說，我曾在課堂上提及曾認識過幾位月亮位在巨蟹宮的人。他們很早就決定要自力更生，因為他們認為自己的父母不會負起照顧他們的責任。課堂中有五名學生有同樣的處境，其中的四位同意他們所做的決定是受到童年教育的影響。這些人在下定決心不久後，就成為家庭破碎的兒童，或喪失了其中一位雙親。當年兒時所做的決定，雖然曾延續至成人生活中，如今卻已不再可行。不過，有些心理障礙，卻可能會具體演變成疾病。

在處理這類型的病症時，需要細心的關照。有時就病患的觀點來看，身體的痊癒或許還比得病糟糕。生活方式的轉變，有時對病患而言，勿寧是一種痛苦的期待。所以，患者本身的決定和內心的感受，應該受到尊重才是。

曾經有一名罹患廣場恐懼症的婦女，在接受完根據出生圖表所做的健康輔導後，明瞭自己正以本身所患的疾病，來保護自己免於受到性感受的折磨。在情感和肉體兩方面上，她一直覺得自己的丈夫無法滿足她的需求。後來她才明白，其實自己根本從未將先生當成男人看待，而只是把他視為是自己的子女。在家裡，即使得了廣場恐懼症的她，還是能好好照料子女（包括她的丈夫在內），卻不願冒險去邂逅其他男性，發展婚外情。

當這名婦女面對現實之後，她的第一個反應就是要繼續接受心理治療，而且還表現出人格健全的模樣。不過，她隨後又下定決心，為了全家人的幸福著想，她必須繼續保住這段婚姻，不使它受到任何破壞——如果有必要的話，她還是寧願罹患廣場恐懼症。

在此，我認為非常重要的一點是，人人都不應該太執著於出生圖表所詮釋的內容而不知變通。我曾提過，大多數的疾病，包括不良於行在內，會發生在屬於土象星座的人身上。有一次，我替一位裝有義臀的女士排出她的出生圖表。在圖表中並沒有顯示任何位在土象星座的運星，也沒有出現太多位在定性星座的運星。不過，在她的出生圖表中，卻顯示著代表活力的火星，正好位在專司健康的第六星宿，而且正對著位在射手宮，支配著脊椎、臀部和足部的冥王星。這與那名女士的現況正好不謀而合。

心理障礙和生活方式，往往容易使人罹患某些特定的疾病。

有了上述的認知後，占星家協助病患的最佳方式，首先就是要讓他們了解如何為自己的病情，貢獻一己之力。再者，占星家可以根據運星的發展和變動，為患者預測可能得病的日期，以便及早做好防備。然而，預防得病的方式，可以以度假方式，重新找個樂趣（如果得病的主因是工作過度的話），謹慎一點，甚至去參與自然痊癒法的課程以去除疾病。

我個人極不贊同占星家，單單只告訴病患罹患了某種著名的疾病，並且把消極的想法灌輸進他們的腦海裡（就像我們身上都有癌細胞的存在——事實上，並不是所有的人或是大多數的人都會罹患癌症）。

我認為占星家應該謹記自己所扮演的角色，在於鼓勵大衆了解自己的潛能，更要教導他們爲自身的健康多付出心力。至於，得了頑疾和急性病症時，就必須求助於專家的協助。

附錄：資訊提供

多種治療服務機構

互補醫藥學會（The Lnstitute for Complementary Medicine）

地址：4 Tavern Quay, Plough Way, Surrey Quays, London SE16 IQZ.

電話：071—237—7—5165

本協會提供同種療法、整骨療法和針灸治療等詳細資料，亦可向當地之圖書館查詢本協會公共資訊站的詳細資料。

癌症救治中心

地址：Grove House, Cornwallis,, Grove, Clifton, Bristol BS8 4PG.

電話：0272—743—216

本中心提供治療、飲食指導、健康輔導、以及打坐、藝術和音樂之治療方法等多項服務。上述全屬日間課程，並有住校管理服務。此外，本中心還提供當地服務中心的資料。

Blackthorn信託醫療中心

地址：475 Tonbridge Road, Maidstone, Kent ME169LH。

電話：0622—72—6128

本中心提供天然醫藥、健康輔導、韻律舞蹈體操和藝術治療。所提供的醫療服務不計成本。

Marylebone健康中心

地址：St.Marylebone教區禮拜堂，17 St Marylebone Road, London NW15LT。

Glyncorrwg健康中心

地址：Waun Avenue, Glyncorrwg, Port Talbot, S.Wales SA13 3DP整體健康中心（Holistic Health Centre）

香味治療法

國際香味治療師聯盟

地址：4 Eastmearn Road, London SE21 8HA

出版書名：香味治療之藝術　作者：Robert Tisserand

（出版商：C.W .Daniel）

香味治療之喜悅　作者：Cathy Hopkins

（出版商：Angus & Robertson）

占星學

出版書名：占星的藝術　作者：席拉・吉蒂斯

（出版商：Aquarian Press）

占星與自我成長　作著：席拉・吉蒂斯（出版商：Foulsham）

出版刊物：預言日刊。內錄自占星家和占星學校所刊登之廣告。

色彩治療中心

治療師：Mrs Alice Howard

地址：7 Riffel Road, Willesden Green, London NW24NY.

食物治療類

出版書名：食療藥局　作者：Jean Carper.

醫療類

聯合醫療組織

地址：Suite J, The Red and White House, 133 High Street, Berkhamsted, Herts HP4 2DJ.

電話：0442—870—667

草藥類

國家草藥醫師協會

地址：9 Palace Gate, Exeter EX11JA.
電話：0392—426022
供應商：所有卡爾培伯分店

同種療法

供應商：恩斯華滋同種療法藥局
地址：38 New Cavendish Street, London W1M 7LH.
電話：071—935—5330

人體運動機能學

醫師：Brian H .Butler BA.
地址：39 Browns Road, Surbiton, Surrey KT5 8ST.
電話：081—399—3215

按摩類

按摩課程資訊：

邱吉爾中心（The Churchill Centre）

地址：22 Montague Street, London W1.
電話：071—402—9475
出版書名：按摩之道　作者：George Downing
（出版商：Arkana）

射電電子療法類

射電電子療法公會地址：Baerlein House, Goose Green, Deddington, Oxon．OX15 OSZ.

足部反射療法類

足部反射療法醫師公會

地址：27 OLd Gloucester Street, London, WC1N 3XX.

後記——勾勒出自己的健康來

如何利用占星的智慧找尋最合適的整體治療法

今日，從事整體治療法的醫師，已經認同了顯示個人身體狀況之出生圖表所具有的重要價值。我們所熟知的星座，不但能影響人們的身心狀態，同時也掌控著最合適的治療方法。至於以草藥治病的醫師，所使用的草藥和天然植物油，或是另一種治療的同種療法，都是源自於與主宰運星息息相關的傳統。如今，我們應該重新正視這項歷史性的智慧結晶。

本書作者席拉・吉蒂斯女士，是英國國內首屈一指的占星家。透過她精心的傳達，能讓讀者一窺現代醫藥重要的宇宙層面。不同類型的人，依其特有的化學性質，自然有個別的治療需求——例如針灸、整骨療法、足部反射療法或是觸摸治療。

一般根據太陽位置來判別所屬星座的占星法，只是認識自己的入門條件。然而，透過本書精闢獨到的見解與協助，必定能使讀者明瞭各行星對自己的重要影響，以建立個人健康的精密圖表，最後還能因而獲得養生的無價智慧。

・法律專欄連載・電腦編號58

台大法學院 法律學系／策劃
法律服務社／編著

①別讓您的權利睡著了[1]	200元
②別讓您的權利睡著了[2]	200元

・秘傳占卜系列・電腦編號14

①手相術	淺野八郎著	150元
②人相術	淺野八郎著	150元
③西洋占星術	淺野八郎著	150元
④中國神奇占卜	淺野八郎著	150元
⑤夢判斷	淺野八郎著	150元
⑥前世、來世占卜	淺野八郎著	150元
⑦法國式血型學	淺野八郎著	150元
⑧靈感、符咒學	淺野八郎著	150元
⑨紙牌占卜學	淺野八郎著	150元
⑩ＥＳＰ超能力占卜	淺野八郎著	150元
⑪猶太數的秘術	淺野八郎著	150元
⑫新心理測驗	淺野八郎著	160元

・趣味心理講座・電腦編號15

①性格測驗1	探索男與女	淺野八郎著	140元
②性格測驗2	透視人心奧秘	淺野八郎著	140元
③性格測驗3	發現陌生的自己	淺野八郎著	140元
④性格測驗4	發現你的真面目	淺野八郎著	140元
⑤性格測驗5	讓你們吃驚	淺野八郎著	140元
⑥性格測驗6	洞穿心理盲點	淺野八郎著	140元
⑦性格測驗7	探索對方心理	淺野八郎著	140元
⑧性格測驗8	由吃認識自己	淺野八郎著	140元
⑨性格測驗9	戀愛知多少	淺野八郎著	140元

⑩性格測驗10	由裝扮瞭解人心	淺野八郎著	140元
⑪性格測驗11	敲開內心玄機	淺野八郎著	140元
⑫性格測驗12	透視你的未來	淺野八郎著	140元
⑬血型與你的一生		淺野八郎著	140元
⑭趣味推理遊戲		淺野八郎著	140元

•婦 幼 天 地• 電腦編號16

①八萬人減肥成果	黃靜香譯	150元
②三分鐘減肥體操	楊鴻儒譯	150元
③窈窕淑女美髮秘訣	柯素娥譯	130元
④使妳更迷人	成　玉譯	130元
⑤女性的更年期	官舒妍編譯	160元
⑥胎內育兒法	李玉瓊編譯	150元
⑦早產兒袋鼠式護理	唐岱蘭譯	200元
⑧初次懷孕與生產	婦幼天地編譯組	180元
⑨初次育兒12個月	婦幼天地編譯組	180元
⑩斷乳食與幼兒食	婦幼天地編譯組	180元
⑪培養幼兒能力與性向	婦幼天地編譯組	180元
⑫培養幼兒創造力的玩具與遊戲	婦幼天地編譯組	180元
⑬幼兒的症狀與疾病	婦幼天地編譯組	180元
⑭腿部苗條健美法	婦幼天地編譯組	150元
⑮女性腰痛別忽視	婦幼天地編譯組	150元
⑯舒展身心體操術	李玉瓊編譯	130元
⑰三分鐘臉部體操	趙薇妮著	160元
⑱生動的笑容表情術	趙薇妮著	160元
⑲心曠神怡減肥法	川津祐介著	130元
⑳內衣使妳更美麗	陳玄茹譯	130元
㉑瑜伽美姿美容	黃靜香編著	150元
㉒高雅女性裝扮學	陳珮玲譯	180元
㉓蠶糞肌膚美顏法	坂梨秀子著	160元
㉔認識妳的身體	李玉瓊譯	160元
㉕產後恢復苗條體態	居理安・芙萊喬著	200元
㉖正確護髮美容法	山崎伊久江著	180元

•青 春 天 地• 電腦編號17

①A血型與星座	柯素娥編譯	120元
②B血型與星座	柯素娥編譯	120元
③O血型與星座	柯素娥編譯	120元
④AB血型與星座	柯素娥編譯	120元

⑤青春期性教室	呂貴嵐編譯	130元
⑥事半功倍讀書法	王毅希編譯	150元
⑦難解數學破題	宋釗宜編譯	130元
⑧速算解題技巧	宋釗宜編譯	130元
⑨小論文寫作秘訣	林顯茂編譯	120元
⑪中學生野外遊戲	熊谷康編著	120元
⑫恐怖極短篇	柯素娥編譯	130元
⑬恐怖夜話	小毛驢編譯	130元
⑭恐怖幽默短篇	小毛驢編譯	120元
⑮黑色幽默短篇	小毛驢編譯	120元
⑯靈異怪談	小毛驢編譯	130元
⑰錯覺遊戲	小毛驢編譯	130元
⑱整人遊戲	小毛驢編譯	150元
⑲有趣的超常識	柯素娥編譯	130元
⑳哦！原來如此	林慶旺編譯	130元
㉑趣味競賽100種	劉名揚編譯	120元
㉒數學謎題入門	宋釗宜編譯	150元
㉓數學謎題解析	宋釗宜編譯	150元
㉔透視男女心理	林慶旺編譯	120元
㉕少女情懷的自白	李桂蘭編譯	120元
㉖由兄弟姊妹看命運	李玉瓊編譯	130元
㉗趣味的科學魔術	林慶旺編譯	150元
㉘趣味的心理實驗室	李燕玲編譯	150元
㉙愛與性心理測驗	小毛驢編譯	130元
㉚刑案推理解謎	小毛驢編譯	130元
㉛偵探常識推理	小毛驢編譯	130元
㉜偵探常識解謎	小毛驢編譯	130元
㉝偵探推理遊戲	小毛驢編譯	130元
㉞趣味的超魔術	廖玉山編著	150元
㉟趣味的珍奇發明	柯素娥編著	150元
㊱登山用具與技巧	陳瑞菊編著	150元

•健康天地• 電腦編號18

①壓力的預防與治療	柯素娥編譯	130元
②超科學氣的魔力	柯素娥編譯	130元
③尿療法治病的神奇	中尾良一著	130元
④鐵證如山的尿療法奇蹟	廖玉山譯	120元
⑤一日斷食健康法	葉慈容編譯	120元
⑥胃部強健法	陳炳崑譯	120元
⑦癌症早期檢查法	廖松濤譯	130元

⑧老人痴呆症防止法	柯素娥編譯	130元
⑨松葉汁健康飲料	陳麗芬編譯	130元
⑩揉肚臍健康法	永井秋夫著	150元
⑪過勞死、猝死的預防	卓秀貞編譯	130元
⑫高血壓治療與飲食	藤山順豐著	150元
⑬老人看護指南	柯素娥編譯	150元
⑭美容外科淺談	楊啟宏著	150元
⑮美容外科新境界	楊啟宏著	150元
⑯鹽是天然的醫生	西英司郎著	140元
⑰年輕十歲不是夢	梁瑞麟譯	200元
⑱茶料理治百病	桑野和民著	180元
⑲綠茶治病寶典	桑野和民著	150元
⑳杜仲茶養顏減肥法	西田博著	150元
㉑蜂膠驚人療效	瀨長良三郎著	150元
㉒蜂膠治百病	瀨長良三郎著	150元
㉓醫藥與生活	鄭炳全著	160元
㉔鈣長生寶典	落合敏著	180元
㉕大蒜長生寶典	木下繁太郎著	160元
㉖居家自我健康檢查	石川恭三著	160元
㉗永恒的健康人生	李秀鈴譯	200元
㉘大豆卵磷脂長生寶典	劉雪卿譯	150元
㉙芳香療法	梁艾琳譯	160元
㉚醋長生寶典	柯素娥譯	元

•實用女性學講座•電腦編號 19

①解讀女性內心世界	島田一男著	150元
②塑造成熟的女性	島田一男著	150元
③女性整體裝扮學	黃靜香編著	180元
④職業婦女禮儀	黃靜香編著	180元

•校 園 系 列•電腦編號 20

①讀書集中術	多湖輝著	150元
②應考的訣竅	多湖輝著	150元
③輕鬆讀書贏得聯考	多湖輝著	150元
④讀書記憶秘訣	多湖輝著	150元
⑤視力恢復！超速讀術	江錦雲譯	180元

・實用心理學講座・電腦編號 21

①拆穿欺騙伎倆	多湖輝著	140元
②創造好構想	多湖輝著	140元
③面對面心理術	多湖輝著	140元
④僞裝心理術	多湖輝著	140元
⑤透視人性弱點	多湖輝著	140元
⑥自我表現術	多湖輝著	150元
⑦不可思議的人性心理	多湖輝著	150元
⑧催眠術入門	多湖輝著	150元
⑨責罵部屬的藝術	多湖輝著	150元
⑩精神力	多湖輝著	150元
⑪厚黑說服術	多湖輝著	150元
⑫集中力	多湖輝著	150元
⑬構想力	多湖輝著	150元
⑭深層心理術	多湖輝著	160元
⑮深層語言術	多湖輝著	160元
⑯深層說服術	多湖輝著	180元
⑰潛在心理術	多湖輝著	160元

・超現實心理講座・電腦編號 22

①超意識覺醒法	詹蔚芬編譯	130元
②護摩秘法與人生	劉名揚編譯	130元
③秘法！超級仙術入門	陸　明譯	150元
④給地球人的訊息	柯素娥編著	150元
⑤密教的神通力	劉名揚編著	130元
⑥神秘奇妙的世界	平川陽一著	180元
⑦地球文明的超革命	吳秋嬌譯	200元
⑧力量石的秘密	吳秋嬌譯	180元

・養 生 保 健・電腦編號 23

①醫療養生氣功	黃孝寬著	250元
②中國氣功圖譜	余功保著	230元
③少林醫療氣功精粹	井玉蘭著	250元
④龍形實用氣功	吳大才等著	220元
⑤魚戲增視強身氣功	宮　嬰著	220元
⑥嚴新氣功	前新培金著	250元
⑦道家玄牝氣功	張　章著	180元

⑧仙家秘傳袪病功　李遠國著　160元
⑨少林十大健身功　秦慶豐著　180元
⑩中國自控氣功　張明武著　250元
⑪醫療防癌氣功　黃孝寬著　220元
⑫醫療強身氣功　黃孝寬著　220元
⑬醫療點穴氣功　黃孝寬著　220元

•社會人智囊•電腦編號24

①糾紛談判術　清水增三著　160元
②創造關鍵術　淺野八郎著　150元
③觀人術　淺野八郎著　180元
④應急詭辯術　廖英迪編著　160元
⑤天才家學習術　木原武一著　160元
⑥猫型狗式鑑人術　淺野八郎著　180元
⑦逆轉運掌握術　淺野八郎著　180元

•精 選 系 列•電腦編號25

①毛澤東與鄧小平　渡邊利夫等著　280元
②中國大崩裂　180元

•心 靈 雅 集•電腦編號00

①禪言佛語看人生　松濤弘道著　180元
②禪密教的奧秘　葉逯謙譯　120元
③觀音大法力　田口日勝著　120元
④觀音法力的大功德　田口日勝著　120元
⑤達摩禪106智慧　劉華亭編譯　150元
⑥有趣的佛教研究　葉逯謙編譯　120元
⑦夢的開運法　蕭京凌譯　130元
⑧禪學智慧　柯素娥編譯　130元
⑨女性佛教入門　許俐萍譯　110元
⑩佛像小百科　心靈雅集編譯組　130元
⑪佛教小百科趣談　心靈雅集編譯組　120元
⑫佛教小百科漫談　心靈雅集編譯組　150元
⑬佛教知識小百科　心靈雅集編譯組　150元
⑭佛學名言智慧　松濤弘道著　220元
⑮釋迦名言智慧　松濤弘道著　220元
⑯活人禪　平田精耕著　120元
⑰坐禪入門　柯素娥編譯　120元

⑱現代禪悟	柯素娥編譯	130元
⑲道元禪師語錄	心靈雅集編譯組	130元
⑳佛學經典指南	心靈雅集編譯組	130元
㉑何謂「生」　阿含經	心靈雅集編譯組	150元
㉒一切皆空　般若心經	心靈雅集編譯組	150元
㉓超越迷惘　法句經	心靈雅集編譯組	130元
㉔開拓宇宙觀　華嚴經	心靈雅集編譯組	130元
㉕真實之道　法華經	心靈雅集編譯組	130元
㉖自由自在　涅槃經	心靈雅集編譯組	130元
㉗沈默的教示　維摩經	心靈雅集編譯組	150元
㉘開通心眼　佛語佛戒	心靈雅集編譯組	130元
㉙揭秘寶庫　密教經典	心靈雅集編譯組	130元
㉚坐禪與養生	廖松濤譯	110元
㉛釋尊十戒	柯素娥編譯	120元
㉜佛法與神通	劉欣如編著	120元
㉝悟（正法眼藏的世界）	柯素娥編譯	120元
㉞只管打坐	劉欣如編譯	120元
㉟喬答摩・佛陀傳	劉欣如編著	120元
㊱唐玄奘留學記	劉欣如編譯	120元
㊲佛教的人生觀	劉欣如編譯	110元
㊳無門關（上卷）	心靈雅集編譯組	150元
㊴無門關（下卷）	心靈雅集編譯組	150元
㊵業的思想	劉欣如編著	130元
㊶佛法難學嗎	劉欣如著	140元
㊷佛法實用嗎	劉欣如著	140元
㊸佛法殊勝嗎	劉欣如著	140元
㊹因果報應法則	李常傳編	140元
㊺佛教醫學的奧秘	劉欣如編著	150元
㊻紅塵絕唱	海　若著	130元
㊼佛教生活風情	洪丕謨、姜玉珍著	220元
㊽行住坐臥有佛法	劉欣如著	160元
㊾起心動念是佛法	劉欣如著	160元
㊿四字禪語	曹洞宗青年會	200元
51妙法蓮華經	劉欣如編著	160元

・經 營 管 理・電腦編號 01

◎創新經營六十六大計（精）	蔡弘文編	780元
①如何獲取生意情報	蘇燕謀譯	110元
②經濟常識問答	蘇燕謀譯	130元
③股票致富68秘訣	簡文祥譯	200元

④台灣商戰風雲錄	陳中雄著	120元
⑤推銷大王秘錄	原一平著	180元
⑥新創意・賺大錢	王家成譯	90元
⑦工廠管理新手法	琪　輝著	120元
⑧奇蹟推銷術	蘇燕謀譯	100元
⑨經營參謀	柯順隆譯	120元
⑩美國實業24小時	柯順隆譯	80元
⑪撼動人心的推銷法	原一平著	150元
⑫高竿經營法	蔡弘文編	120元
⑬如何掌握顧客	柯順隆譯	150元
⑭一等一賺錢策略	蔡弘文編	120元
⑯成功經營妙方	鐘文訓著	120元
⑰一流的管理	蔡弘文編	150元
⑱外國人看中韓經濟	劉華亭譯	150元
⑲企業不良幹部群相	琪輝編著	120元
⑳突破商場人際學	林振輝編著	90元
㉑無中生有術	琪輝編著	140元
㉒如何使女人打開錢包	林振輝編著	100元
㉓操縱上司術	邑井操著	90元
㉔小公司經營策略	王嘉誠著	160元
㉕成功的會議技巧	鐘文訓編譯	100元
㉖新時代老闆學	黃柏松編著	100元
㉗如何創造商場智囊團	林振輝編譯	150元
㉘十分鐘推銷術	林振輝編譯	120元
㉙五分鐘育才	黃柏松編譯	100元
㉚成功商場戰術	陸明編譯	100元
㉛商場談話技巧	劉華亭編譯	120元
㉜企業帝王學	鐘文訓譯	90元
㉝自我經濟學	廖松濤編譯	100元
㉞一流的經營	陶田生編著	120元
㉟女性職員管理術	王昭國編譯	120元
㊱ＩＢＭ的人事管理	鐘文訓編譯	150元
㊲現代電腦常識	王昭國編譯	150元
㊳電腦管理的危機	鐘文訓編譯	120元
㊴如何發揮廣告效果	王昭國編譯	150元
㊵最新管理技巧	王昭國編譯	150元
㊶一流推銷術	廖松濤編譯	150元
㊷包裝與促銷技巧	王昭國編譯	130元
㊸企業王國指揮塔	松下幸之助著	120元
㊹企業精銳兵團	松下幸之助著	120元
㊺企業人事管理	松下幸之助著	100元

㊻華僑經商致富術	廖松濤編譯	130元
㊼豐田式銷售技巧	廖松濤編譯	120元
㊽如何掌握銷售技巧	王昭國編著	130元
㊿洞燭機先的經營	鐘文訓編譯	150元
52新世紀的服務業	鐘文訓編譯	100元
53成功的領導者	廖松濤編譯	120元
54女推銷員成功術	李玉瓊編譯	130元
55ＩＢＭ人才培育術	鐘文訓編譯	100元
56企業人自我突破法	黃琪輝編著	150元
58財富開發術	蔡弘文編著	130元
59成功的店舖設計	鐘文訓編著	150元
61企管回春法	蔡弘文編著	130元
62小企業經營指南	鐘文訓編譯	100元
63商場致勝名言	鐘文訓編譯	150元
64迎接商業新時代	廖松濤編譯	100元
66新手股票投資入門	何朝乾 編	180元
67上揚股與下跌股	何朝乾編譯	180元
68股票速成學	何朝乾編譯	180元
69理財與股票投資策略	黃俊豪編著	180元
70黃金投資策略	黃俊豪編著	180元
71厚黑管理學	廖松濤編譯	180元
72股市致勝格言	呂梅莎編譯	180元
73透視西武集團	林谷燁編譯	150元
76巡迴行銷術	陳蒼杰譯	150元
77推銷的魔術	王嘉誠譯	120元
7860秒指導部屬	周蓮芬編譯	150元
79精銳女推銷員特訓	李玉瓊編譯	130元
80企劃、提案、報告圖表的技巧	鄭 汶 譯	180元
81海外不動產投資	許達守編譯	150元
82八百件的世界策略	李玉瓊譯	150元
83服務業品質管理	吳宜芬譯	180元
84零庫存銷售	黃東謙編譯	150元
85三分鐘推銷管理	劉名揚編譯	150元
86推銷大王奮鬥史	原一平著	150元
87豐田汽車的生產管理	林谷燁編譯	150元

・成功寶庫・電腦編號02

①上班族交際術	江森滋著	100元
②拍馬屁訣竅	廖玉山編譯	110元
④聽話的藝術	歐陽輝編譯	110元

⑨求職轉業成功術	陳　義編著	110元
⑩上班族禮儀	廖玉山編著	120元
⑪接近心理學	李玉瓊編著	100元
⑫創造自信的新人生	廖松濤編著	120元
⑭上班族如何出人頭地	廖松濤編著	100元
⑮神奇瞬間瞑想法	廖松濤編譯	100元
⑯人生成功之鑰	楊意苓編著	150元
⑱潛在心理術	多湖輝　著	100元
⑲給企業人的諍言	鐘文訓編著	120元
⑳企業家自律訓練法	陳　義編譯	100元
㉑上班族妖怪學	廖松濤編著	100元
㉒猶太人縱橫世界的奇蹟	孟佑政編著	110元
㉓訪問推銷術	黃靜香編著	130元
㉕你是上班族中強者	嚴思圖編著	100元
㉖向失敗挑戰	黃靜香編著	100元
㉙機智應對術	李玉瓊編著	130元
㉚成功頓悟100則	蕭京凌編譯	130元
㉛掌握好運100則	蕭京凌編譯	110元
㉜知性幽默	李玉瓊編譯	130元
㉝熟記對方絕招	黃靜香編譯	100元
㉞男性成功秘訣	陳蒼杰編譯	130元
㊱業務員成功秘方	李玉瓊編著	120元
㊲察言觀色的技巧	劉華亭編著	130元
㊳一流領導力	施義彥編譯	120元
㊴一流說服力	李玉瓊編著	130元
㊵30秒鐘推銷術	廖松濤編譯	150元
㊶猶太成功商法	周蓮芬編譯	120元
㊷尖端時代行銷策略	陳蒼杰編著	100元
㊸顧客管理學	廖松濤編著	100元
㊹如何使對方說Yes	程　羲編著	150元
㊺如何提高工作效率	劉華亭編著	150元
㊼上班族口才學	楊鴻儒譯	120元
㊽上班族新鮮人須知	程　羲編著	120元
㊾如何左右逢源	程　羲編著	130元
㊿語言的心理戰	多湖輝著	130元
51扣人心弦演說術	劉名揚編著	120元
53如何增進記憶力、集中力	廖松濤譯	130元
55性惡企業管理學	陳蒼杰譯	130元
56自我啟發200招	楊鴻儒編著	150元
57做個傑出女職員	劉名揚編著	130元
58靈活的集團營運術	楊鴻儒編著	120元

⑥⓪個案研究活用法	楊鴻儒編著	130元
⑥①企業教育訓練遊戲	楊鴻儒編著	120元
⑥②管理者的智慧	程　義編譯	130元
⑥③做個佼佼管理者	馬筱莉編譯	130元
⑥④智慧型說話技巧	沈永嘉編譯	130元
⑥⑥活用佛學於經營	松濤弘道著	150元
⑥⑦活用禪學於企業	柯素娥編譯	130元
⑥⑧詭辯的智慧	沈永嘉編譯	150元
⑥⑨幽默詭辯術	廖玉山編譯	150元
⑦⓪拿破崙智慧箴言	柯素娥編譯	130元
⑦①自我培育・超越	蕭京凌編譯	150元
⑦④時間即一切	沈永嘉編譯	130元
⑦⑤自我脫胎換骨	柯素娥譯	150元
⑦⑥贏在起跑點—人才培育鐵則	楊鴻儒編譯	150元
⑦⑦做一枚活棋	李玉瓊編譯	130元
⑦⑧面試成功戰略	柯素娥編譯	130元
⑦⑨自我介紹與社交禮儀	柯素娥編譯	150元
⑧⓪說NO的技巧	廖玉山編譯	130元
⑧①瞬間攻破心防法	廖玉山編譯	120元
⑧②改變一生的名言	李玉瓊編譯	130元
⑧③性格性向創前程	楊鴻儒編譯	130元
⑧④訪問行銷新竅門	廖玉山編譯	150元
⑧⑤無所不達的推銷話術	李玉瓊編譯	150元

・處 世 智 慧・電腦編號03

①如何改變你自己	陸明編譯	120元
②人性心理陷阱	多湖輝著	90元
④幽默說話術	林振輝編譯	120元
⑤讀書36計	黃柏松編譯	120元
⑥靈感成功術	譚繼山編譯	80元
⑧扭轉一生的五分鐘	黃柏松編譯	100元
⑨知人、知面、知其心	林振輝譯	110元
⑩現代人的詭計	林振輝譯	100元
⑫如何利用你的時間	蘇遠謀譯	80元
⑬口才必勝術	黃柏松編譯	120元
⑭女性的智慧	譚繼山編譯	90元
⑮如何突破孤獨	張文志編譯	80元
⑯人生的體驗	陸明編譯	80元
⑰微笑社交術	張芳明譯	90元
⑱幽默吹牛術	金子登著	90元

⑲攻心說服術	多湖輝著	100元
⑳當機立斷	陸明編譯	70元
㉑勝利者的戰略	宋恩臨編譯	80元
㉒如何交朋友	安紀芳編著	70元
㉓鬥智奇謀（諸葛孔明兵法）	陳炳崑著	70元
㉔慧心良言	亦　奇著	80元
㉕名家慧語	蔡逸鴻主編	90元
㉗稱霸者啟示金言	黃柏松編譯	90元
㉘如何發揮你的潛能	陸明編譯	90元
㉙女人身態語言學	李常傳譯	130元
㉚摸透女人心	張文志譯	90元
㉛現代戀愛秘訣	王家成譯	70元
㉜給女人的悄悄話	妮倩編譯	90元
㉞如何開拓快樂人生	陸明編譯	90元
㉟驚人時間活用法	鐘文訓譯	80元
㊱成功的捷徑	鐘文訓譯	70元
㊲幽默逗笑術	林振輝著	120元
㊳活用血型讀書法	陳炳崑譯	80元
㊴心　燈	葉于模著	100元
㊵當心受騙	林顯茂譯	90元
㊶心・體・命運	蘇燕謀譯	70元
㊷如何使頭腦更敏銳	陸明編譯	70元
㊸宮本武藏五輪書金言錄	宮本武藏著	100元
㊺勇者的智慧	黃柏松編譯	80元
㊼成熟的愛	林振輝譯	120元
㊽現代女性駕馭術	蔡德華著	90元
㊾禁忌遊戲	酒井潔著	90元
52摸透男人心	劉華亭編譯	80元
53如何達成願望	謝世輝著	90元
54創造奇蹟的「想念法」	謝世輝著	90元
55創造成功奇蹟	謝世輝著	90元
56男女幽默趣典	劉華亭譯	90元
57幻想與成功	廖松濤譯	80元
58反派角色的啟示	廖松濤編譯	70元
59現代女性須知	劉華亭編著	75元
61機智說話術	劉華亭編譯	100元
62如何突破內向	姜倩怡編譯	110元
64讀心術入門	王家成編譯	100元
65如何解除內心壓力	林美羽編著	110元
66取信於人的技巧	多湖輝著	110元
67如何培養堅強的自我	林美羽編著	90元

⑱自我能力的開拓　卓一凡編著　110元
⑳縱橫交涉術　嚴思圖編著　90元
㉑如何培養妳的魅力　劉文珊編著　90元
㉒魅力的力量　姜倩怡編著　90元
㉓金錢心理學　多湖輝著　100元
㉔語言的圈套　多湖輝著　110元
㉕個性膽怯者的成功術　廖松濤編譯　100元
㉖人性的光輝　文可式編著　90元
㉘驚人的速讀術　鐘文訓編譯　90元
㉙培養靈敏頭腦秘訣　廖玉山編著　90元
㊵夜晚心理術　鄭秀美編譯　80元
㊶如何做個成熟的女性　李玉瓊編著　80元
㊷現代女性成功術　劉文珊編著　90元
㊸成功說話技巧　梁惠珠編譯　100元
㊹人生的真諦　鐘文訓編譯　100元
㊺妳是人見人愛的女孩　廖松濤編著　120元
㊼指尖・頭腦體操　蕭京凌編譯　90元
㊽電話應對禮儀　蕭京凌編著　120元
㊾自我表現的威力　廖松濤編譯　100元
⑳名人名語啟示錄　喬家楓編著　100元
㉑男與女的哲思　程鐘梅編譯　110元
㉒靈思慧語　牧　風著　110元
㉓心靈夜語　牧　風著　100元
㉔激盪腦力訓練　廖松濤編譯　100元
㉕三分鐘頭腦活性法　廖玉山編譯　110元
㉖星期一的智慧　廖玉山編譯　100元
㉗溝通說服術　賴文琇編譯　100元
㉘超速讀超記憶法　廖松濤編譯　140元

・健康與美容・電腦編號04

①B型肝炎預防與治療　曾慧琪譯　130元
③媚酒傳（中國王朝秘酒）　陸明主編　120元
④藥酒與健康果菜汁　成玉主編　150元
⑤中國回春健康術　蔡一藩著　100元
⑥奇蹟的斷食療法　蘇燕謀譯　110元
⑧健美食物法　陳炳崑譯　120元
⑨驚異的漢方療法　唐龍編著　90元
⑩不老強精食　唐龍編著　100元
⑪經脈美容法　月乃桂子著　90元
⑫五分鐘跳繩健身法　蘇明達譯　100元

⑬睡眠健康法	王家成譯	80元
⑭你就是名醫	張芳明譯	90元
⑮如何保護你的眼睛	蘇燕謀譯	70元
⑯自我指壓術	今井義睛著	120元
⑰室內身體鍛鍊法	陳炳崑譯	100元
⑲釋迦長壽健康法	譚繼山譯	90元
⑳腳部按摩健康法	譚繼山譯	120元
㉑自律健康法	蘇明達譯	90元
㉓身心保健座右銘	張仁福著	160元
㉔腦中風家庭看護與運動治療	林振輝譯	100元
㉕秘傳醫學人相術	成玉主編	120元
㉖導引術入門(1)治療慢性病	成玉主編	110元
㉗導引術入門(2)健康・美容	成玉主編	110元
㉘導引術入門(3)身心健康法	成玉主編	110元
㉙妙用靈藥・蘆薈	李常傳譯	150元
㉚萬病回春百科	吳通華著	150元
㉛初次懷孕的10個月	成玉編譯	130元
㉜中國秘傳氣功治百病	陳炳崑編譯	130元
㉞仙人成仙術	陸明編譯	100元
㉟仙人長生不老學	陸明編譯	100元
㊱釋迦秘傳米粒刺激法	鐘文訓譯	120元
㊲痔・治療與預防	陸明編譯	130元
㊳自我防身絕技	陳炳崑編譯	120元
㊴運動不足時疲勞消除法	廖松濤譯	110元
㊵三溫暖健康法	鐘文訓編譯	90元
㊷維他命C新效果	鐘文訓譯	90元
㊸維他命與健康	鐘文訓譯	150元
㊺森林浴—綠的健康法	劉華亭編譯	80元
㊼導引術入門(4)酒浴健康法	成玉主編	90元
㊽導引術入門(5)不老回春法	成玉主編	90元
㊾山白竹(劍竹)健康法	鐘文訓譯	90元
㊿解救你的心臟	鐘文訓編譯	100元
51牙齒保健法	廖玉山譯	90元
52超人氣功法	陸明編譯	110元
53超能力秘密開發法	廖松濤譯	80元
54借力的奇蹟(1)	力拔山著	100元
55借力的奇蹟(2)	力拔山著	100元
56五分鐘小睡健康法	呂添發撰	120元
57禿髮、白髮預防與治療	陳炳崑撰	120元
58吃出健康藥膳	劉大器著	100元
59艾草健康法	張汝明編譯	90元

⑥⓪一分鐘健康診斷	蕭京凌編譯	90元
⑥①念術入門	黃靜香編譯	90元
⑥②念術健康法	黃靜香編譯	90元
⑥③健身回春法	梁惠珠編譯	100元
⑥④姿勢養生法	黃秀娟編譯	90元
⑥⑤仙人瞑想法	鐘文訓譯	120元
⑥⑥人蔘的神效	林慶旺譯	100元
⑥⑦奇穴治百病	吳通華著	120元
⑥⑧中國傳統健康法	靳海東著	100元
⑥⑨下半身減肥法	納他夏・史達賓著	110元
⑦⓪使妳的肌膚更亮麗	楊 皓編譯	100元
⑦①酵素健康法	楊 皓編譯	120元
⑦③腰痛預防與治療	五味雅吉著	100元
⑦④如何預防心臟病・腦中風	譚定長等著	100元
⑦⑤少女的生理秘密	蕭京凌譯	120元
⑦⑥頭部按摩與針灸	楊鴻儒譯	100元
⑦⑦雙極療術入門	林聖道著	100元
⑦⑧氣功自療法	梁景蓮著	120元
⑦⑨大蒜健康法	李玉瓊編譯	100元
⑧⓪紅蘿蔔汁斷食療法	李玉瓊譯	120元
⑧①健胸美容秘訣	黃靜香譯	120元
⑧②鍺奇蹟療效	林宏儒譯	120元
⑧③三分鐘健身運動	廖玉山譯	120元
⑧④尿療法的奇蹟	廖玉山譯	120元
⑧⑤神奇的聚積療法	廖玉山譯	120元
⑧⑥預防運動傷害伸展體操	楊鴻儒編譯	120元
⑧⑦糖尿病預防與治療	石莉涓譯	150元
⑧⑧五日就能改變你	柯素娥譯	110元
⑧⑨三分鐘氣功健康法	陳美華譯	120元
⑨⓪痛風劇痛消除法	余昇凌譯	120元
⑨①道家氣功術	早島正雄著	130元
⑨②氣功減肥術	早島正雄著	120元
⑨③超能力氣功法	柯素娥譯	130元
⑨④氣的瞑想法	早島正雄著	120元

•家庭／生活• 電腦編號 05

①單身女郎生活經驗談	廖玉山編著	100元
②血型・人際關係	黃靜編著	120元
③血型・妻子	黃靜編著	110元
④血型・丈夫	廖玉山編譯	130元

⑤血型・升學考試	沈永嘉編譯	120元
⑥血型・臉型・愛情	鐘文訓編譯	120元
⑦現代社交須知	廖松濤編譯	100元
⑧簡易家庭按摩	鐘文訓編譯	150元
⑨圖解家庭看護	廖玉山編譯	120元
⑩生男育女隨心所欲	岡正基編著	160元
⑪家庭急救治療法	鐘文訓編著	100元
⑫新孕婦體操	林曉鐘譯	120元
⑬從食物改變個性	廖玉山編譯	100元
⑭藥草的自然療法	東城百合子著	200元
⑮糙米菜食與健康料理	東城百合子著	180元
⑯現代人的婚姻危機	黃　靜編著	90元
⑰親子遊戲　0歲	林慶旺編譯	100元
⑱親子遊戲　1～2歲	林慶旺編譯	110元
⑲親子遊戲　3歲	林慶旺編譯	100元
⑳女性醫學新知	林曉鐘編譯	130元
㉑媽媽與嬰兒	張汝明編譯	180元
㉒生活智慧百科	黃　靜編譯	100元
㉓手相・健康・你	林曉鐘編譯	120元
㉔菜食與健康	張汝明編譯	110元
㉕家庭素食料理	陳東達著	140元
㉖性能力活用秘法	米開・尼里著	150元
㉗兩性之間	林慶旺編譯	120元
㉘性感經穴健康法	蕭京凌編譯	150元
㉙幼兒推拿健康法	蕭京凌編譯	100元
㉚談中國料理	丁秀山編著	100元
㉛舌技入門	增田豐　著	130元
㉜預防癌症的飲食法	黃靜香編譯	150元
㉝性與健康寶典	黃靜香編譯	180元
㉞正確避孕法	蕭京凌編譯	130元
㉟吃的更漂亮美容食譜	楊萬里著	120元
㊱圖解交際舞速成	鐘文訓編譯	150元
㊲觀相導引術	沈永嘉譯	130元
㊳初為人母12個月	陳義譯	130元
㊴圖解麻將入門	顧安行編譯	160元
㊵麻將必勝秘訣	石利夫編譯	130元
㊶女性一生與漢方	蕭京凌編譯	100元
㊷家電的使用與修護	鐘文訓編譯	130元
㊸錯誤的家庭醫療法	鐘文訓編譯	100元
㊹簡易防身術	陳慧珍編譯	130元
㊺茶健康法	鐘文訓編譯	130元

書名	作譯者	定價
㊻雞尾酒大全	劉雪卿譯	180元
㊼生活的藝術	沈永嘉編著	120元
㊽雜草雜果健康法	沈永嘉編著	120元
㊾如何選擇理想妻子	荒谷慈著	110元
㊿如何選擇理想丈夫	荒谷慈著	110元
51中國食與性的智慧	根本光人著	150元
52開運法話	陳宏男譯	100元
53禪語經典＜上＞	平田精耕著	150元
54禪語經典＜下＞	平田精耕著	150元
55手掌按摩健康法	鐘文訓譯	180元
56脚底按摩健康法	鐘文訓譯	150元
57仙道運氣健身法	高藤聰一郎著	150元
58健心、健體呼吸法	蕭京凌譯	120元
59自彊術入門	蕭京凌譯	120元
60指技入門	增田豐著	130元
61下半身鍛鍊法	增田豐著	180元
62表象式學舞法	黃靜香編譯	180元
63圖解家庭瑜伽	鐘文訓譯	130元
64食物治療寶典	黃靜香編譯	130元
65智障兒保育入門	楊鴻儒譯	130元
66自閉兒童指導入門	楊鴻儒譯	180元
67乳癌發現與治療	黃靜香譯	130元
68盆栽培養與欣賞	廖啟新編譯	150元
69世界手語入門	蕭京凌編譯	180元
70賽馬必勝法	李錦雀編譯	200元
71中藥健康粥	蕭京凌編譯	120元
72健康食品指南	劉文珊編譯	130元
73健康長壽飲食法	鐘文訓編譯	150元
74夜生活規則	增田豐著	120元
75自製家庭食品	鐘文訓編譯	200元
76仙道帝王招財術	廖玉山譯	130元
77「氣」的蓄財術	劉名揚譯	130元
78佛教健康法入門	劉名揚譯	130元
79男女健康醫學	郭汝蘭譯	150元
80成功的果樹培育法	張煌編譯	130元
81實用家庭菜園	孔翔儀編譯	130元
82氣與中國飲食法	柯素娥編譯	130元
83世界生活趣譚	林其英著	160元
84胎教二八〇天	鄭淑美譯	180元
85酒自己動手釀	柯素娥編著	160元
86自己動「手」健康法	手嶋昇著	160元

國立中央圖書館出版品預行編目資料

從星座透視健康／Sheila Geddes著；劉名揚譯，
--初版，--臺北市；大展，民84
面：　公分　——（健康天地；31）
譯自：ASTROLOGY AND HEALTH
ISBN 957-557-552-0（平裝）

1. 治療法　2.星座

418.99　84010731

從星座透視健康

ISBN 957-557-552-0

原著者／席拉・吉蒂斯（Sheila Geddes）
編譯者／劉 名 揚
發行人／蔡 森 明
出版者／大展出版社有限公司
社　址／台北市北投區（石牌）致遠一路二段12巷1號
電　話／(02) 8236031・8236033
傳　眞／(02) 8272069
郵政劃撥／0166955－1
登記證／局版臺業字第2171號
承印者／國順圖書印刷公司
裝　訂／嶸興裝訂有限公司
排版者／千賓電腦打字有限公司
電　話／（02）8836052
初　版／1995年（民84年）11月
定　價／180元

大展好書 好書大展